常见病临床诊疗丛书

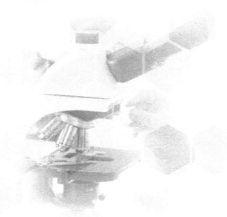

儿科重症疾病临床诊断与治疗

龙丽华◎著

U0304784

世界图书出版公司

广州·上海·西安·北京

图书在版编目（CIP）数据

儿科重症疾病临床诊断与治疗 / 龙丽华著. -- 广州：
世界图书出版广东有限公司，2019.11
　　ISBN 978-7-5192-6823-7

　Ⅰ．①儿⋯　Ⅱ．①龙⋯　Ⅲ．①小儿疾病－险症－诊疗
Ⅳ．①R720.597

中国版本图书馆CIP数据核字(2019)第221645号

书　　名	儿科重症疾病临床诊断与治疗	
	ERKE ZHONGZHENG JIBING LINCHUANG ZHENDUAN YU ZHILIAO	
著　　者	龙丽华	
责任编辑	张柏登　程　静　曹桔方	
装帧设计	周　凡	
责任技编	刘上锦	
出版发行	世界图书出版广东有限公司	
地　　址	广州市新港西路大江冲 25 号	
邮　　编	510300	
电　　话	020–84451969　84453623　84184026　84459579	
网　　址	http://www.gdst.com.cn	
邮　　箱	wpc_gdst@163.com	
经　　销	各地新华书店	
印　　刷	广州小明数码快印有限公司	
开　　本	787 mm × 1092 mm 1/16	
印　　张	8.5	
字　　数	151 千字	
版　　次	2019 年 11 月第 1 版　　2019 年 11 月第 1 次印刷	
国际书号	ISBN 978–7–5192–6823–7	
定　　价	48.00 元	

版权所有　翻印必究

咨询、投稿：020-84451258　gdstchj@126.com

前　言
PREFACE

在临床医疗工作中，儿科是一门十分重要的学科，占有很重要的地位。随着我国社会经济的快速发展，广大人民群众对优生优育的认识不断提高，对医疗水平的要求越来越高，儿科学的进展不仅关系到儿童的身体健康，也涉及下一代德智体美劳的全面发展，是社会和家庭的共同要求，这给儿科医护人员的理论水平和技术素质提出了更高的要求。为此，在总结多年临床工作经验的基础上，参阅了大量国内外最新、最权威的相关参考文献，特编写本书。

本书既反映了当代儿科发展的水平，又具有临床应用价值，主要包括以下内容：神经系统疾病、呼吸系统疾病、感染性疾病、儿童急性白血病、造血干细胞移植和危重病发病机制研究的进展。全书内容丰富，实用新颖，具有科学性、先进性、准确性、实用性和可读性等特点，编写过程中力求概念准确、科学循证、文简意赅、深入浅出。

由于学识水平有限，加之时间仓促，书中失误与不足之处在所难免，望广大读者予以批评指正。书中所述诊疗方案仅供参考，务必根据临床实际诊治。

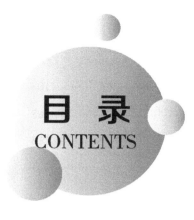

目 录
CONTENTS

第一章　神经系统疾病 ···································· 1

　　第一节　热性惊厥 ·································· 1

　　第二节　癫痫 ······································ 5

　　第三节　神经系统感染性疾病 ······················ 26

第二章　呼吸系统疾病 ···································· 32

　　第一节　重症肺炎 ·································· 32

　　第二节　哮喘持续状态 ······························ 35

　　第三节　气管异物 ·································· 41

　　第四节　呼吸衰竭 ·································· 43

第三章　感染性疾病 ···································· 56

　　第一节　流行性乙型脑炎 ···························· 56

　　第二节　疱疹性口炎 ······························ 63

　　第三节　手足口病 ·································· 66

　　第四节　水痘－带状疱疹 ···························· 69

第四章　儿童急性白血病 ··· 76

第五章　造血干细胞移植 ··· 82

第六章　危重病发病机制研究进展 ································· 108
　　第一节　危重症与机体的应激反应 ························· 108
　　第二节　自由基与感染 ··· 113
　　第三节　再灌流损伤 ··· 121

参考文献 ·· 129

第一章　神经系统疾病

第一节　热性惊厥

医学上的惊厥，是由于神经系统精元的不正常活动，产生了脑部组织细胞频繁放电的现象，进而使得全身的肌肉组织活动异常，表现出全部或局部的抽搐行为。惊厥现象在儿童时期经常出现，是儿童病症中频繁出现且严重的疾病，发生在儿童身上时，可能会出现发烧的症状。表现出发烧症状的儿童，是由颅内感染和颅外感染所致，前者所引起的病症有脑炎、脑水肿、脑膜炎等；后者所引起的病症有脑部急促惊厥和一些像败血症、肺炎等所引起的含有毒素的脑病变。没有表现出发烧症状的儿童，其病因与感染性病变无关。这种症状的病因有低血糖、食药物中毒、癫痫，以及一些遗传性的疾病等。

热性惊厥（FS）既往又称高热惊厥，是儿童阶段经常出现的疾病，伴有发烧症状，是导致惊厥的主要病因。热性惊厥只会发生在 6 岁以前儿童，在 6 岁以后便不会患这种疾病，疾病的年龄性非常明显，疾病的治疗过程并不复杂。医学中的 FS 是神经病变的一种简称，在儿童时期非常常见，儿科诊室和急性病房经常出现该类患者。

一、定义

医学领域中的 FS，尚未有一个明确的概念，不过大多数人认可的概念为：3 个月到 5 岁之间的儿童会出现第一次惊厥，这次惊厥是由于一些感染性病变，特别是呼吸道感染，以及一些传染疾病，儿童会在发热较高的状态下骤然发生惊厥，既不是颅内感染，也不是功能性异常病变，初次惊厥就伴有发热现象。美国儿科协会在 2011 年时曾在一篇指导性文章中将 FS 的概念解释为惊厥症状下伴随的发热现象，在 38℃以上情况时，神经组织发生感染性病变，并明确限定年龄段，即 6 个月婴儿至 6 岁儿童。

二、流行病学

据统计，FS 疾病的发作频率有地区差异，国家与国家间的数值也有差异，欧洲西部各国和美国大部分地区是 2%—5%，美国的关岛是 14%，印度是 5%—10%，日本是 8.8%。我国医学调查协作组曾于 1987 年在国内重点省份展开调查，发现 14 岁之前伴有智力障碍的儿童，FS 疾病的发病率是 4.4%。这种疾病初次出现是在 6 个月至 3 岁时段，在 1 岁半时症状很严重，患病儿童中男孩占多数。

三、分型

FS 可以被划分为两类：一是单纯型；二是复杂型。划分的标准包括 24h 内出现的次数、每次发作的时长、FS 的类型。

1. 以下是单纯型 FS 呈现出的特点：

（1）全面性的惊厥发作一般呈现出全面性的强直、阵发式的痉挛发作；

（2）持续的时间较短，通常在 15min 以内；

（3）惊厥发作出现于热程初起的 24h 内且无反复发作。

2. 以下是复杂型 FS 的特点：

（1）发作后会持续较长时间；

（2）属于局部病灶性的发作；

（3）在同一次病程之中出现反复发作的现象。

上述三个特点，只要出现其中一个，即可被确定为 FS 中的复杂型，患者出现 FS 中的复杂型的概率较低。

表 1-1 热性惊厥的分类

特 点	单纯型（必须符合所有标准）	复杂型（符合以下一项或多项）
惊厥持续时间	短（< 15min），自限性	长（> 15min）
惊厥类型	全面强直 - 阵挛发作	局灶性发作
惊厥频率	24h 内仅 1 次	1 次发热性疾病中反复发作
起病前神经系统异常	无	有
惊厥发作后病理性异常	无	有（偏瘫或嗜睡）

四、辅助检查

医学上对 FS 疾病的检查项目有特殊要求，一般不包括脑电波图、腰部穿刺，以及影像拍片，尤其是脑电波图所显示的不正常波形，不可以作为检测 FS 疾病的发病率的依据，更不可作为预测癫痫疾病风险率的依据，必须以临床实践为依据，确定检查项目。

五、治疗

1. 一般治疗

处在发热较高状态下的儿童需要进行退烧治疗，服用退烧药物，如布洛芬缓释药 5—10mg/kg 或者乙酰氨基酚 10—15mg/kg，这些药物可以缓解儿童的不适感，并不会起到防止 FS 复发的功效。正确的做法是寻找病原体，以病原体为基础，做出治疗疾病的对症配方，彻底根除惊厥疾病。

2.FS 发作时的治疗

通常 FS 发作的时间较为短暂，10min 之内大多能够缓解，而且给予患者退热处理，去除原发病，多数惊厥不再反复。频繁或长时间惊厥者，应采取紧急处理措施。惊厥处理时应当采用起效迅速，疗效显著的药物，地西泮是目前治疗的首选药物。若患者在家，可给予其地西泮栓剂或者使用地西泮溶液进行灌肠。在肠道中使用地西泮栓剂可以有效地制止 FS 疾病的复发，这种药物首先在日本、西欧，以及加拿大等地区出现，后来受到美国医学界的普遍应用。将地西泮注射到患儿的静脉血管中的做法，是医院的通常疗法，适用于广大患儿。对于一些特殊的 FS 患者，在使用地西泮不起作用的时候，则需要服用咪达唑仑或者一些静脉镇静药物。治疗长期惊厥症状的药物有很多种，外国经常使用劳拉西泮，这种药物的药效远高于地西泮，治疗时间长达 12—48h。

3.FS 复发的预防

（1）对于第一次发生 FS 的患者，为防止其复发，可在发热期间间歇性地给予地西泮治疗，FS 复发的患儿也可使用地西泮进行治疗。治疗疗程通常是两年，在患儿 5 岁时要停止使用。服用步骤如下：正常时不服用治疗惊厥的药物，当出现发热现象时才开始使用，可以口服或者直肠注射地西泮，也可以直接使用地西泮栓剂，栓剂的用量控制在一次 0.5mg/kg，最大剂量为 10mg；服用 8h 后，发烧症状没有缓解时，需要二次口服或者直肠注射地西泮；再过 8h 后，还是在发热，则可以三次用药，但应该控制次数，24h 内不得多于四次，保证身体对地西泮的正常吸收。这种服用步骤具有普遍性，在家中就可以进行治疗活动。另外，在治疗过程中需要时刻注意控制体温，高热时应及时服用退烧药物。

（2）口服抗癫痫药物的长期性。FS 病症患者使用药物对抗癫痫病的疗程很长，这种长期性一直受到医学界质疑。根据医学研究表明，长期使用抗癫痫病的药物，有助于控制 FS 病症的再次侵袭，尽管如此，美国儿童科学研究协会依然认为使用药物会产生副作用，不提倡长期使用抗癫痫药。和光祖曾提议，治疗顽固型 FS 和复发型 FS，阶段性地使用药物不可能产生作用，在这种情况下可给予患者丙戊酸钠 20—30mg/（kg·d）或者苯巴比妥 3—5mg/（kg·d）口服，需服药至患者 3 岁或 4 岁。

六、预后

1.热性惊厥的复发风险

在儿童中，FS 病症的重复发病率为 30%—40%，且在一般情况下，发生病变后再次发生的概率很小。大概有 70% 的儿童在痊愈后的一年里再次复发，大概有 90% 的儿童在痊愈后的两年里再次复发。导致 FS 病症复发的因素有很多，包括周围环境和遗传因素，具体来说有以下几种情况：

（1）家族中有 FS 疾病史；

（2）在 18 个月以内首次发生过 FS；

（3）发生惊厥时出现低热体温；

（4）发热初期即出现过惊厥。

若不存在上述四种较为危险的因素，复发的概率为 14%；有上述四个危险因素中的一个，复发概率为 23%；有上述四个危险因素中的两个，复发概率为 32%；有上述四个危险因素中的三个，复发概率为 62%；上述四个危险因素若全部出现，则复发概率为 76%。单纯型和复杂型的 FS 复发因素和复发概率基本相似。

2.FS 与癫痫

FS 疾病和癫痫病有一定的联系，与健康儿童相比，FS 患者更容易演变成癫痫病儿童，但演变概率很小，导致演变发生的不良因素包括：

（1）患者的神经系统出现异常或者生长发育出现滞后；

（2）患者家族中有癫痫发病史；

（3）患者初次发作癫痫即为复杂型 FS。

从遗传学角度研究 FS 疾病和癫痫病的关系，以现有研究水平为基础，研究人员已经确定了 FS 病症同加强型热性惊厥病症和 Dravet 综合征的关系，即 FS 病症的表现形式是两种综合征的预示症状。以 Dravet 综合征为例，儿童在发病初期表现出 FS 病症，持续高热引发热性惊厥，症状形式与 FS 无异，在发展为无热性惊厥后，才可以确诊所患病症为癫痫病；以加强型热性惊厥病症为例，患病儿童一般为 6 岁以上，不会伴随高热症状，变现为强烈的阵挛抽搐。这种 FS 病症对身体的伤害性目前没有明确说明，它的出现对儿童成长和发育的影响力度也没有一致意见，但从临床实践来看，FS 病症痊愈者的状况都很好，极度惊厥患者在恢复后其脑部发育依然正常。

第二节　癫痫

癫痫病属于儿童神经疾病的一种，它是由诸多因素共同作用，进而降低了脑部系统的功能性，引发了脑功能的局部障碍，使脑神经元频繁强烈放电，诱发了突然的、频繁的、阶段性的癫痫症状，并且损害了心灵感知能力和社会认知能力。从世界卫生组织的调查报告中可以看出，世界上有 5000 万的癫痫病患，世界人口中患有癫痫疾病的概率为 5.00%—11.20%；据我国医学协会的调查报告，我国国内的癫痫病患有 900 万例，并以每年 40 万例的增长速度增加。同时，在我国儿童中，14 岁以下突发癫痫病的概率为约 0.15%，患有癫痫病的概率为 3.45%，这些患病儿童中有一半的人年龄大约为 5 岁。

一、病因

1. 遗传性

遗传性指的是遗传缺陷的直接和显见结果为癫痫，也是其核心症状，存在家族系研究的相关证据，或者分子遗传研究的相关证据，但也有可能因受到环境因素的影响而引起。

2. 结构性和代谢性

癫痫病变的病因包括代谢性诱因和结构性诱因，其中结构性诱因所引起的损伤疾病，包括肿瘤和感染等后天感染疾病，以及结节病变和皮层不健全等遗传性疾病。

3. 病因不明

诱发疾病的病因种类多样，包括遗传性基因疾病和尚未明确疾病种类的病变。

二、发作类型及临床脑电图特征

追溯至 1969 年，Gastaut 在研究了癫痫病的相关医学知识后，第一次对癫痫病发作的临床症状做出了总结，并提供了脑电波图的分类样式；时至 1981 年，国际抗癫痫联盟（ILAE）细化了分类样式，集中对癫痫病和癫痫综合征进行系统分类。此后，ILAE 不断深入钻研癫痫疾病的病理，在经过反复修改和完善的过程后，陆续发表了有关疾病分类的调查报告，从 2001 年到 2006 年，再到 2010 年，报告内容更加科学化。不同的发作种类呈现不同的临床现象和脑电波图，详述如下。

（一）全面性发作

1. 强直－阵挛发作（TCS）

这种病变的临床体验是强直性，以间歇性抽搐为发作的开始症状，而后便恶化为全身性的阵挛，人脑意识下降，眼球翻起且瞳孔放大，之后就是持续性的强直蹬腿。这种病变初始时嘴巴紧闭，牙齿不自觉地咬破舌头，呼吸急促、不规律，导致咽喉活动性出声，一旦呼吸调停就会出现瘀青。疾病突发时心跳会加快，血压持续上涨，盗汗、出汗频繁，肺部支气管产生了许多神经性排泄物。阵挛相表现为由强直转变为广泛的震颤，频率逐渐变慢，演变为肌肉收缩和放松交替出现，伴随瞳孔收缩和扩大，肌肉放松时间逐渐延长至发作结束。发作一般持续 1—2min。发作后呼吸常立刻恢复，肌肉逐渐放松，但也可出现类似于去大脑性强直症状，并导致进一步损伤，患者逐渐清醒或长时间的混沌或昏睡状态，伴一些自动症行为，醒后常感头痛和肌肉痛，对发作过程不能回忆。

疾病突发初期，脑电图强直影像的波动起伏范围骤然减少，感应电压降低，这种状态会维持 1—3s，过后便是 10—20Hz 频律的律动运动，也就是癫痫病的聚集性律动。随着波动幅度的扩大和波动次数的降低，脑部肌肉组织的收缩巨变正好将脑部的放电行为掩盖；疾病发展至 10s 后，θ 和 δ 频段的新型波形突然出现在聚集性波动中，使波动速度减慢，在临床上观察则为阵挛性发作；当从阵挛性转入平静状态时，脑电图电位平缓且位置低下，在出现较为活跃的 δ 频段波动后便又转为急促的 θ 和 α 频段波动，在 θ 和 α 频段的波动出现了几分钟后，脑电图才会归入正常状态。

2. 阵挛性发作

这种病变的临床体验是人脑意识下降，且肌肉神经控制力减弱，或者表现为间歇性的躯体强劲痉挛，这种强劲阵挛是一种肌肉性阵挛，阵挛发生后身体一般会失去平衡，之后便渐渐地转为身体两侧的大范围肌肉阵挛，主要是四肢不协调性阵挛，且面部组织肌肉发生间歇性抽搐。阵挛性发作的时间长短，关系到阵挛结束后人脑的意识状态，或是清醒或是昏迷。

疾病突发时期，脑电图以超过 10Hz 的频率波动，快节奏结合缓慢波形后，呈现出一种棘慢或者多棘慢波形，波动幅度缓慢拓宽且波动次数渐渐减少。阵挛性发作病症的持续时间很短。

3. 典型失神发作

这种病变的临床体验是人脑意识骤然降低，意识性薄弱，双眼失去聚焦性，肢体动作随之停止，症状时现时隐。脑电图影像显示，单纯的人脑意识丧失并不多见，通常是意识低下并伴随强直性阵挛、肌肉伸缩力减弱，以及自动症，还会表现出自主神经的各种症状。

疾病突发时期，脑电图以 3Hz 的频率波动，并显示出上下部对称波动样式，这种棘慢波动形式维持时间并不长，最长为 10s，少于 5s 的波动在现实中很难察觉。失神发作多由频繁换气引发。

4. 不典型失神发作

这种病变的临床体验和典型性失神发作有所区别，患者的症状为意识的功能性障碍，许多患者都是智商在平均水平以下的人，病情发展缓慢，病情缓解也很慢，基于这种人群本身的意识水平，即使有病变也很难通过肉眼发现，只能借助脑电图影像进行观察。

疾病突发时期，脑电图以 1.5—2.5Hz 的频率波动，并显示出上下部不对称波动样式，这种不对称的棘慢波动形式，维持时间为 10s 左右。

5. 肌阵挛失神发作

这种病变的临床体验是意识丧失的多程度性，常见的是双臂肌肉神经阵挛抽动，偶尔会出现双腿的律动性抽搐，也会伴随着嘴部四周的阵挛抽动和眼部四周的肌肉收缩，尤其是双臂的阵挛强直有劲，致使上肢忽抬忽落，表现为两侧的对称性抽动或单侧的规律性抽动。

疾病突发时期，脑电图的律动频率与典型失神发作相似，但肌阵挛失神发作在临床实践中有自己的独特表象，这种症状会引起两侧的臂膀和上肢的规则性阵挛，受累肌肉组织高强度地频率阵挛，肌肉群的骤然爆发性和 3Hz 的节奏性棘慢波性相协调，当肌肉群影响双臂的肌肉组织时，强直神经的导入会引发持续性的肌肉活动，并清晰地在检测图中显示出来。

6. 强直发作

强直发作时患者的肌肉会表现出持续性的强力收缩。若按肌肉受累部位的不同，则可以将其划分为三种不同的类型：

（1）轴性强直发作：患者的颈部肌肉会呈现出强直收缩的状态，在竖起时的位置，头被固定不动，额部肌肉以及面部肌肉出现收缩，导致眼睛、眉毛，以及眼睑被抬升。

（2）轴肩性强直发作：在发作始期，患者的临床表现与轴性强直发作类似，但是随后会引发上肢的近端肌肉受累，导致肩部向上抬起。

（3）全面性强直发作：患者所表现出来的肌肉收缩状态从轴性部位扩展到四肢肌肉，上肢出现外展状态，有时也会表现出半屈曲的状态，下肢也呈屈曲状。偶尔也会有患者表现出下肢伸展的状态，躯干也处于伸展状态。由于躯干收缩的方向与下肢收缩的方向不同，会引发患者向身体前方或后方跌倒，此时由于呼吸肌出现收缩而引发呼吸的暂停。

疾病突发时期，脑电图以 10—25Hz 的频率波动，节奏性较快的波动所引起的放电是没有规律的，波动幅度的范围越来越大，延伸至边缘额区，频率波动的持续时间为 5—10s。在疾病突发期，脑电图可能会显示出平缓波形，以一种不同步的形式运动。

7. 癫痫性痉挛

这种病变的临床体验是上肢的活跃运动，双臂向前伸展并抬起，进而带动上躯干弯曲向前，呈现弓形，也有的病患呈现伸拉形态，这种前屈和后伸动作会反复进行，次数多至十次；但偶尔会呈现出微小动作，此时的活动部位主要是眼部，或是斜视，或是挤眼，或是正视。2010 年 ILAE 的一篇调查报告中强调，癫痫性痉挛有时表现为局部发作，有时表现为全身发作，有时表现为混合发作，故而只能将其认为是一种不明确的发作病症。

疾病突发时期，脑电图呈现出多种波动形式，数量有 11 种，在这些波形中，大幅度额区波动较为突出，这种慢波律动规律性很强，而在之后的小幅度波动中，广泛性的肌电律动则有所减弱。除此之外，还有很多波动形式，从显现率低到显现率高的顺序依次列举，大致包括：电压降低时的高幅度的慢波波动、电压降低时的棘慢波形和快节奏波形的结合、单纯的快节奏波形、电压降低时的慢节奏波形、电压降低时的广泛慢波形和快节奏波形的结合、电压降低时的快节奏波形、广泛的过慢波形、单纯的电压降低、电压降低时的广泛尖慢波形、单纯的广泛尖慢波形等。

8. 肌阵挛发作

这种病变的临床体验是肌肉的抽搐活动，大部分的肌肉组织频繁地收紧和放松，阵挛感波及到轴性肌肉，可引起四肢进行规律性的阵挛，也可引起四肢进行不规律的间歇性的阵挛。

在发作期间，患者的脑电图会因肌阵挛的类型不同，以及癫痫综合征的类型不同，而呈现出不同的特征。若为全面性特发性的癫痫，则患者的脑电图表现为双侧广泛同步多棘慢波阵发，频率大多会超过 2.5Hz，容易出现睡眠状态、过度换气及闪光；若为 ennex-Gastaut 综合征，则患者肌阵挛的发作频率通常为 1.5—2.5Hz，容易出现多棘慢波阵发和广泛性棘慢波；若为因神经系统变性病所引发的肌阵挛，则患者的脑电图上会出现无棘波。

9. 眼睑肌阵挛伴或不伴失神发作

这种病变的临床体验是眼部的阵挛，眼部及四周的肌肉出现失神性抽搐，眼球会翻起且头部会后倾，病变的时间长短决定了人脑意识的改变程度。

疾病突发时期，脑电图以 3—6Hz 的频率波动，表现为慢性的波动，头部上端的电波波动幅度最大，波动一次耗时 1—6s；当达到最长的波动时间时，患者的阵挛多伴有失神特性，紧闭双眼或强光刺激或频繁换气都是疾病带来的身体反应。

10. 肌阵挛—失张力发作

这种病变的临床体验是失重性的摔倒，且伴有四肢和面部的肌肉阵挛。在这种病症中，失衡性很明显，身体的不自觉倾斜会将这种性质表现出来，而对于失张力发作前的症状，却不易察觉，前症状只是表现出微微的四肢肌肉抽搐和面部肌肉抽搐。

疾病突发时期，脑电图以 2—3Hz 的频率波动，表现为棘慢或多棘慢波形，失张力与慢波相协调，肌肉阵挛与棘波相协调。

11. 失张力发作

这种病变的临床体验包括两类：一类是间歇性的失张力发作，失张力发作引起肌肉的伸张力减弱，并使头部肌肉带动头部向下低垂，更为严重的是引发坐姿肌肉失衡并导致身体倾斜，在身体失衡后病患会及时恢复站立姿势，这种发作形式的持续时间并不长；另一类是长期性的失张力发作，临床体验是人脑意识全无，失张力完全扩张，病患跌倒后无法立即起身站立，只能保持平躺姿势，这种发作形式的持续时间可达数分钟。

疾病突发时期，脑电图呈现出慢性波动样式，在棘慢波形波动下，失张力和棘慢波相匹配；除此之外，还有很多波形，诸如平静波形、高幅度运动波形、低幅度运动波形，以及多棘波和棘慢波结合的波形等。

（二）局灶性癫痫发作

目前新的分类不再建议将局灶性发作分为不同类型（如复杂部分性与简单部分性发作)，但对意识或知觉损伤应进行描述。2017 年国际抗癫痫联盟（ILAE）发布了全新的癫痫发作及癫痫分类，新的分类从此前的"二分法"改成了现在的"三分法"，分为局灶、全面和未知起源三大类，同时强调知觉的保留与否，以及运动性和非运动性的发作。局灶性癫痫发作可分为"意识清楚"或"意识受损"性癫痫发作，根据局灶起源分为运动起源（自动症、失张力、阵挛、痫性阵挛、过度运动、肌阵挛和强直）、非运动起源（自主神经发作、运动停止发作、认知发作、情感发作和感觉发作）和局灶到双侧的强直痉挛发作。

（三）不能确定类型的发作

"不能分类的发作"意味着该发作起源的性质缺乏特异性，没有运动性或非运动性特征，知觉状态也不清楚。如果知道了上述任何一个特征，就可以对发作进行一定的划分。不是所有的发作均适用于2017年国际抗癫痫联盟发布的分类，故每一类下面可能均应该有一个"其他"选项。

三、癫痫综合征

癫痫综合征指的是一种特定的癫痫现象，它由一组脑电图的特征及临床状态组成。不同的癫痫综合征有着自己的发作类型、发病年龄、脑电图状态、发病原因，以及预后特点。大多癫痫综合征同患者的发病年龄密切相关，起病大多在小儿期。下面所列举的是一些较为常见的癫痫综合征。

（一）良性家族性新生儿惊厥

在足月的婴儿群体中，常见的惊厥病变发生在婴儿出生后的2—3d，偶尔会发生在婴儿出生后的3个月内，男婴和女婴的情况相同。疾病发作时期，肌肉表现出强直性的阵挛抽搐，并伴随有惊厥症状，引发一些神经性的不正常活动，多动症症状明显，呈现出间歇性和频繁性。病变期间所显示的脑电图波形大体呈现正常样式，个别患者的脑电图表现出局部或者全部的放电现象。在病变期的脑电波波形以弱电压为基础，开始慢性波动，之后又演变为尖棘波波动。病变产生后一般要经过1—6个月的治疗期，才可以恢复健康，人脑意识会在康复后重新恢复正常，但个别的患儿并不能完全痊愈，惊厥所留下的后遗症有癫痫等病症，不过这种病症有相应的药物进行控制。

（二）良性特发性新生儿惊厥

新生婴儿突发这种惊厥，是在出生后的1—7d，常见的是在第5天产生病变，因此这种惊厥也称为"五日风"，这种惊厥多见于已经足月的男婴。特发性惊厥的病原体有待查明，多数专家认为病因出自周围的环境因素。特发性惊厥在发病时多呈现一侧肌肉抽搐现象，偶尔会出现在头部和面部，发作时间可达1—3min，在癫痫发作阶段神经组织却异常正常。疾病突发时期，脑电图以棘形 θ 波为主，偶尔会出现局部灶性和多部灶性波动。在惊厥突发时期，脑电图的波动样式多以棘波或慢波为主，并在 Rolandic 区里最为常见。患者在治愈后恢复得很好，并可以产生自动调节的效果。

（三）婴儿早期癫痫性脑病

婴儿早期癫痫性脑病主要表现为两类：一是大田原综合征；二是早期肌阵挛性脑病。这两类综合征的共同特点如下：

（1）婴儿起病大多在 3 月龄以内。

（2）发作期间的脑电图呈现出暴发—抑制。

（3）存在较为严重的精神运动发育滞后。

（4）治疗较为困难，抗癫痫类药物及促肾上腺皮质激素（ACTH）都无法取得满意的疗效，预后情况较差。

其中，大田原综合征具有遗传特性，并伴有严重的脑组织损伤症状，在影像片中可以看出，严重的结构性不正常，直接的病因多为脑部组织的缓慢且畸形发育，脑部穿通式畸形病变就是很好的例证。在最近几年的临床实践中得出，大田原综合征也含有先天性遗传因子，临床体验是肌肉的强直性阵挛，多表现为间歇性发作或者持续性发作，一些婴儿在阵挛后病变为痉挛。脑部阵挛病变在初期不易察觉，即使是精确的影像片也很难展现出来，一般都是根据家族性痉挛遗传史进行推测，这也说明了大田原综合征的先天性障碍特性。

（四）婴儿痉挛

引发癫痫性脑病的原因较多，起病时间通常在 1 周岁以下，高峰为 4—7 个月，男孩多于女孩。这种痉挛多呈现出癫痫性的肌肉抽搐现象，大多数患者发病前精神状态极为不佳，在疾病突发时期，脑电图的波动失去规律，波动形式时而呈现大幅度的慢波波动，时而呈现小幅度的快波波动，时而呈现电压降低时的波动样式。痉挛的病变起因以病症为主，包括婴儿出生前和出生后所感染的疾病，病变中有 5%—30% 的症状呈现特发性，并多以先天性遗传为主，患者在治愈后恢复得很好。疾病的治疗过程很复杂，有病原体查找、治疗病原体、刺激肾上腺激素分泌、服用对抗癫痫症状的药物、饮食疗法，以及手术疗法等。婴儿痉挛疾病由于病因的不同，会引起不同的康复效果，病症性患者的恢复状况，明显比特发性患者的恢复状况差，在恢复后的患者群体中，大约有 90% 的患者脑部神经受损，大约有一半以上的患者在痉愈后会出现癫痫症状，严重者可能恶化为 Lennox–Gastaut 综合征。

（五）婴儿良性肌阵挛癫痫（BMEI）

本病少见，占 3 岁以内癫痫儿童的 1%—2%。男患者约为女患者的一倍。患者的起病阶段大多在6个月至3岁以内。其中一部分患者有癫痫或FS家族史。发作时的主要表现有如下几种：

全身性粗大肌阵挛抽动，症状比较轻的患者仅表现为点头。发作的时间和频率不固定，重复持续性肌阵挛性抽动出现于少数患者中。有正常的脑电图背景活动，多棘慢波和广泛性棘慢波阵发在发作的时候，光敏反应出现在部分患者中，不仅要将本病与婴儿期的非癫痫性肌阵挛进行区别，还要与其他癫痫性阵挛进行区别。在治疗方面，丙戊酸是药物的第一选择。预后效果良好，发病后 6 个月到 5 年内会逐渐转好。

（六）婴儿良性部分性癫痫

3—12 个月是这种疾病的起病年龄，高发期为 5—6 个月的婴儿。有两种情况：一是家族性，是通过常染色体进行遗传的，女孩患病概率比较大；二是非家族性，男女患病概率没有区别。患者在发病之前，无论是精神状态还是运动发育都是正常的，进行实验室检查和精神影像学检查也是没有问题的，智力在发病之后，也不会出现倒退现象。发作的时候表现出口咽部自动症、反应减低、运动减少、凝视等症状，类型为局灶性发作，有可能会出现继发的全面性发作，也可能会伴有意识障碍出现。有时候可能一天发作数次，有时候可能连续数天不发作，没有癫痫持续状态，有着正常的脑电图背景活动，癫痫样的放电在发作的时候几乎没有，但是在丛集性发作的时候会出现放电。脑电图在发作期间呈现局限性低电压、棘慢波节律、重复性 θ 节律，枕、顶、中央区或是颞区为发作的起点。初次发作后的一到两年内，本病会逐渐好转，有着比较良好的长期预后效果。药物治疗在发作活跃的时候比较有效，可以完全控制住几乎所有的病例，在 1—3 年后取消抗癫痫药物使用，复发概率非常小。

（七）Dravet综合征（又称婴儿严重肌阵挛性癫痫，SME）

患者在出生的时候是正常的，通常在 6 个月左右到 1 岁以前，通过 FS 起病，这种病的表现是全面性或一侧性的长时间痉挛，表现出癫痫持续状态的有28%，在这一阶段经常会被认定为 FS。在 1—4 岁的时候会出现惊厥，但是不发热，类型有不典型失神、肌阵挛、局灶性发作等。发作的诱因通常为体温升高，比如洗热水澡、发热等情况。脑电图在起病发作时是正常的，在 1 岁之后脑电图背景活动会变慢，出现明显的异常，并且伴随着广泛性、多灶性、局灶性的癫痫样放电，光阵发反应在四成的患者中存在。神经影像学观察正常。治疗时，发热、感染等诱因应该避免，癫痫发作通常比较难治疗，可以通过一些药物减少癫痫发作，比如唑尼沙胺、氯硝安定、左乙拉西坦、托吡酯、苯巴比妥、丙戊酸等，但是难以完全控制。有时候进行生酮饮食可以达到比较好的效果，有一些药物会加重发作，比如苯妥英钠、卡马西平、拉莫三嗪。本病在起病之前患者无论是智力还是身体都是正常发育的，但是在患病之后智力发育会落后，出现锥体束征、共济失调，有比较差的长期预后效果。与癫痫伴肌阵挛、Lennox-Gastaut 综合征要进行区分。

（八）Lennox-Gastaut 综合征

主要特征表现为以下三联症：

（1）难治性的癫痫发作时所表现出来的症状有不典型失神发作、失张力及强直。

（2）患者的行为及认知出现异常。

（3）通过观察脑电图，可发现广泛性慢棘慢波及阵发性棘波节律。

3—5 岁为起病多发时期，患者中男孩的数量比女孩多。病因通常为症状性，最典型的特征是强直发作。发作频率高，癫痫持续状态在 2/3 的患者中存在。脑电图相较于正常情况时变得缓慢，阵发性放电出现。本病会使智力发育比较落后，行为会出现异常，学习上也会有困难。治疗上比较难，长期预后也不好，可以使用抗癫痫的药物，但是也只能使发作暂时减少，完全控制是不能达到的，可以使用生酮饮食的方法，在治疗顽固发作方面，可以选择胼胝体切开术，以达到减少发作的目的。

（九）肌阵挛失张力癫痫（MAE）

7 个月到 6 岁之间通常为这种病的起病时期，2 岁到 4 岁是发病的高峰，男孩的发病率是女孩的两倍，有癫痫和 FS 疾病家族遗传史的有 1/3。发作类型为肌阵挛失张力发作，在所有的病例中出现，突然发生肌阵挛，随后失去张力，造成跌倒或点头，发作时间比较短，一般为 1—4s。首发类型一般为热性和非热性全面强直－阵挛，接着肌阵挛失张力发作及失张力发作、肌阵挛发作、不典型失神等多种发作，发作类型为多种混合，出现癫痫持续状态的患者有 1/3，频繁点头、流涎、面部及四肢肌肉不规则抽搐、蒙眬迟钝为发病时的表现，持续时间少则几个小时，多则数天时间。脑电图在 FS 或全面强直－阵挛发作的时候是正常的，或者只是旁中线区节律性 θ 活动。脑电图在混合多种发作类型之后出现频繁广泛性 2—3Hz 棘慢波、多棘慢波阵发，与肌阵挛对应的是广泛性放电的棘波，失张力对应的是慢波，识别发作的类型需要对肢体肌电进行检测。脑电波出现不规则多形性超同步化活动是在癫痫持续状态下，与高峰节律紊乱比较相似。这种疾病需要与不典型儿童良性部分性癫痫、Lennox-Gastaut 综合征、Dravet 综合征、婴儿良性肌阵挛癫痫做好区分。在用药方面不要使用氨己烯酸、卡马西平和苯妥英钠。氯硝安定或 ACTH 在癫痫持续状态时使用。个体在预后方面变化是比较大的，五成到九成预后情况比较好，但是也有一部分患者在发作时不能控制，出现智力倒退和强直发作。预后不好的因素之一就是癫痫持续状态在早期反复出现。

（十）儿童良性癫痫伴中央颞区棘波（BECT）

在小儿癫痫综合征中比较常见的就是 BECT，一般起病时期是在 2 到 13 岁之间，5 到 10 岁为高峰时期。患者中男孩数量多于女孩。发作形式为局灶性发作，在发作时一侧面、舌头、唇不断抽动，并且这些部位会有异常感，说话不清、流口水。还有少数的患者是从一侧的手部开始发作。刚入睡不久的时候是发作最常出现的时间，这时候意识没有完全丧失，可能会发展为全面性发作。脑电图背景没有异常，两侧或者一侧的中颞区或者中央区放电，左右两侧不是同步进行的，棘波在睡眠状态下增多明显，并且向其他部位散开。神经系统和智力发育无异常，有着较好的预后，停止发作的时间一般在 20 岁以前，脑电图也会恢复正常。左乙拉西、拉莫三嗪、丙戊酸、卡马西平是常用来控制发作的药物，但是对于一部分患者使用卡马西平，会加重放电导致病情恶化。

（十一）良性早发型儿童枕叶癫痫（Panayiotopoulos 综合征）

Panayiotopoulos 综合征发生于儿童期的一种年龄相关的特发性局灶性癫痫综合征。患者起病的年龄段在 1—14 岁，发病的高峰人群为 4—5 岁的儿童，男女患者并未表现出特别的差异性。自主神经症状为主要的表现形式，主要有眼睛偏斜向一侧、行为改变、呕吐等症状，自主神经癫痫持续状态在 50% 的患者中出现。脑电图的发作期间出现功能性棘波，在所有脑区都可能出现，后头部常出现，从前头部开始占少数。一般患者发作数次，可能会出现持续发作状态，偶尔发作次数比较多，只有 1/3 的患者只发作一次，预后是比较好的。仅发作一次或者发作时间很短的患者，不建议进行长期的抗癫痫治疗，对于发作较多的患者的治疗可以使用卡马西平等。

（十二）晚发型儿童枕叶癫痫（Gastaut型）

3 到 15 岁为起病年龄。白天出现视幻觉、视物变形、视野缺损、闪光、黑蒙等为发病症状，伴随着自主神经及偏头痛症状。脑电图在发作期呈现起始的快节律性放电。脑电图在发作间期呈现出枕区阵发性放电，在睡眠和闭眼的时候比较多发。本病发作频率比较高，基本上都需要治疗，奥卡西平、卡马西平是常用的治疗药物，大部分的患者在 2 到 4 年内逐渐好转。

（十三）常染色体显性遗传夜间额叶癫痫

这种疾病一般为染色体显性遗传，是不全面外显的。发作时间主要是在夜间，并且呈丛集性发作，扭转性或姿势性强直、全身或肢体混乱、躯体过度运动性自动症、发出声音为主要发病症状。再发作期间，意识状态无异常或者完全丧失，发作时间比较短但是频繁，全面性发作可能快速出现，发作后混沌状态不明显。在发作期间，脑电图为额区放电或者是正常放电，脑电图在发作期为各种异常放电，主要呈现在额区。这种病应该与儿童睡眠障碍进行区分。治疗时常用卡马西平比较有效，耐药性的患者有 1/3。

（十四）儿童失神性癫痫（CAE）

3 到 13 岁为起病的年龄，5 到 10 岁为高发年龄。患者中女孩的数量高于男孩。主要的临床特征为失神发作短暂且频繁，每天发作 10 到 200 次，在发病过程中没有其他的发作类型。注意力改变、情绪和过度换气为主要的诱因。双侧对称同步 3Hz 棘慢波节律性阵发体现在脑电图中。患者智力发育无异常，神经系统发育正常。这种病可以自然好转，在发作时需要用药物控制，乙琥胺或丙戊酸是主要的治疗药物，有良好的预后。

（十五）特发性全面性癫痫的各种表型

三种癫痫综合征包含于特发性全面性癫痫之中，无论是在发作类型上，还是在起病年龄上，三者都有着比较多的重合，一个患者主要发作类型只有一种，伴随发作类型有一到两种，智力发育无异常，光敏反应出现在脑电图之中。

1. 青少年失神性癫痫（ME）

这种病的起病时期是在青春期，发作类型主要是失神发作，频率不高，呈现广泛性 3—5Hz 棘慢波的脑电波。

2. 青少年肌阵挛性癫痫（JME）

青春期前后为起病时期，阳性家族遗传。男女患病概率相同。发作类型主要是肌阵挛发作，刚睡醒的时候为最常见的发病时间，无论是发病间期还是发病时期脑电波都呈现广泛性 4—6Hz 棘慢波和多棘慢波。

3. 仅有全面强直 - 阵挛发作的癫痫

10 到 20 岁为起病时期，16 岁到 17 岁为起病高峰。有的存在家族遗传，睡醒后的短暂时间为主要的发作时间。发作类型主要是全面强直 – 阵挛发作，疲劳或是睡眠不够是主要的发作诱因，发作频率不高，脑电图背景无异常，会存在少量广泛性3—5Hz 棘慢波在发作间期，往往出现于过度换气或睡眠的时候。广泛性快波节律及慢波逐渐插入类似棘慢波发放，体现在发作间期。

广谱抗癫痫药是治疗上面描述的全面性癫痫的主要药物，这一组癫痫在发作时不难控制，但是在停药之后容易反复发作，需要长时期或者终身配合治疗，除此之外还要特别注意避免诱发因素。

（十六）癫痫伴慢波睡眠期持续棘慢波发放（CSWS）

与儿童年龄有关联的癫痫性脑病有 CSWS，起病时期为儿童时期。2 个月到 12 岁为起病时期，4 到 5 岁为高峰时期，在睡眠的时候呈现出癫痫性电持续状态（ESES）的脑电图，会出现癫痫发作和神经心理学损伤，睡眠的时候为主要发作时期，发作类型有多种，主要是局灶性发作。ESES 前期、ESES 期及 ESES 缓解期为整个病程的三个阶段，在 15 岁左右的时候，癫痫样放电和癫痫发作逐渐改善，行为状态和神经心理状态逐渐稳定，ESES 的持续时间及严重程度，影响着语言和认知功能缺陷，以及遗留行为。治疗时选用拉莫三嗪、左乙拉西坦、丙戊酸等抗癫痫药，不能使用卡马西平，在 ESES 期可给激素治疗。

（十七）获得性癫痫性失语

获得性癫痫性失语又称 Landau–Kleffner 综合征（LKS）。一些语言上的缺陷和获得性言语听觉缺失为主要表现，还有一些神经心理行为和认知行为障碍，2 到 8 岁为起病时期，患者中男孩的数量多于女孩，癫痫发作发生在 3/4 的患者中，发作不频繁，局灶性发作和全面强直 – 阵挛发作为主要的发作形式。在失语的前、中、后都可能出现癫痫发作。脑电图背景无异常或者轻度异常，在双侧或者一侧的中后颞区发生棘慢波，显著增多在睡眠的时候，经常达到 ESES。病程具有波动性的特点，在 15 岁之前，一般癫痫样放电和癫痫发作就会消失，失语一般恢复得比较慢，会影响一半患病儿童的正常学习和社会交往，还会有一些程度不同的行为上的障碍。在治疗上与CSWS 有相似性，想要恢复语言功能需要进行语言训练。

四、癫痫持续状态

当单次癫痫发作后，持续时间超过半小时，或者超过半小时的间断性发作，且在发作期间意识一直处于癫痫状态，就是癫痫持续状态。

（一）惊厥性癫痫持续状态

惊厥性癫痫持续状态可以分为两种：一种为全面性的持续状态；另一种是部分性的持续状态。更为常见的是全面性的持续状态，此类惊厥性癫痫持续状态，令患者的脑部受到比较严重的损伤，属于儿科中的急性病症。引起此病症的原因主要有颅内组织感染、脑部缺氧、电解质出现紊乱、脑部缺血、抗癫痫类药物的突然停服，以及 FS 等。出现此类惊厥状态后，必须在最短的时间内给予患者有效的治疗。

（二）非惊厥性癫痫持续状态

这种状态在使用脑电图进行监测的情况时更容易被识别，而且也更加详细、准确。

1. 失神持续状态

失神发作后持续时间较长，或者失神发作较为频繁，而伴双侧节律性 3Hz 棘慢波放电，患者的具体表现为意识不清，反应不够灵敏。

2. 不典型失神持续状态

大多为 Lennox-Gastaut 综合征的临床症状，具体表现为意识呈混乱状态，反应较为迟钝，伴随有肌肉的间歇性痉挛、强直现象、失张力等。从脑电图来观察，可见有慢波夹杂快波或者尖波，有些情况下会出现 2Hz 左右的持续性慢棘慢波，此类症状可持续时间为数天，有些患者会持续数周时间。

3. 边缘系统癫痫持续状态

患者显现出意识模糊的状态，并伴有精神感觉或精神运动的症状，持续时间有可能为数小时，有的可持续数日。从脑电图来观察，可见颞叶局限性的异常放电，并且伴有棘慢波或弥漫性慢波，呈持续性状态。若患者出现非惊厥性癫痫持续状态，可通过静脉推注的方式给予患者氯硝基安定 0.03—0.05mg/kg，以此来辅助诊断病情并给予治疗。

五、癫痫的诊断

可以按照四个步骤来对癫痫做出诊断：一是判断患者的症状是否属于癫痫发作；二是判断患者的癫痫类型；三是判断患者的症状是否属于癫痫综合征；四是查找患者癫痫发作的原因。

诊断癫痫的方法主要有三种：一是了解患者的详细病史，查阅以往相关的资料；二是对患者进行体格检查；三是开展相应的辅助性检查。接诊者要详细而确切地对患者的症状做出描述，其中对既往病史的详述内容需要包括以下几项：一是患者出生前的孕育情况；二是围产期的发育情况；三是患者在新生儿期的详细情况；四是患者在婴幼儿期的生长发育情况等。要详细询问患者是否有过脑损伤病史，重点了解患者是否有过感染史、外伤史，以及中毒史。在对家族史的了解过程中，要详细询问患者的家族是否有遗传特征，是否有发生性的疾病。要对患者开展详尽的神经系统检查以及全面的体检，体检过程中要检查患者是否存在代谢紊乱症状，是否在先天性代谢方面存在异常，是否患有脑寄生虫病，是否患有神经皮肤等方面的疾病。涉及实验室的相关检查包括如下几类：

（1）脑电图，对于明确发作的位置和性质，以及癫痫的种类，可以起到辅助作用。

（2）神经影像学检查，该项检查对于病灶与病因的发现非常有利。

（3）血、尿生化检查、脑脊液检查及代谢筛查。中毒、感染、代谢异常、免疫紊乱等，都可以通过这些检查手段查找出病因。

（4）癫痫相关的基因检查。

六、鉴别诊断

在确定癫痫的发作症状时，要注意与非癫痫性的发作症状进行甄别。小儿常见的非癫痫性发作有如下几种：

1. 屏气发作

婴幼儿期屏气发作的诱因，主要有身体上的疼痛、情绪上的发怒、精神上的恐惧。初期的表现为情感强烈爆发，啼哭剧烈，随后呼吸瞬间停止，皮肤呈青紫色。屏气严重的患者会出现意识上的短暂障碍，身体肌肉不断抽动或全身强直的情况，1—3min后患者呼吸逐渐恢复，皮肤上的青紫色消失，肌肉开始缓慢放松，意识恢复常态。婴幼儿首次出现屏气大多数在6—15个月时，不同的患者发作屏气的频率不相同，发作频繁的患者一日会出现数次，儿童成长到5—6岁以后通常不再出现屏气的现象。医生应向家长做出解释，屏气发作时并不需要服用药物，只需要注意对孩子的合理教养，并注意其精神卫生。

2. 晕厥

晕厥属于意识上的一过性障碍，出现的原因多为脑缺氧或是短暂性的脑供血不足。晕厥大多数出现在青春期。诱发的原因主要有：身体剧痛的情况下，身体过于劳累时；出现阵发性心律不齐时；因体位原因引发低血压时。晕厥好发于人体呈站立状态之时，发作时人体会出现面色苍白，全身出汗，情绪躁动不安，视力出现模糊现象，随之会出现意识的丧失。有时会出现四肢抽动或肢体强直现象。晕厥发生的时间一般可能持续数分钟，短时间内即可恢复正常。晕厥出现时，人体的脑电波可能是正常的，也可能会出现非特异性的漫波。

3. 癔症性发作

精神方面的因素是引发癔症的直接诱因。癔症发作时会表现为四肢抽动以及昏厥，但通常意识并不会丧失。癔症发作时人的身体会缓慢向下倒，通常不会出现受伤的情况，也不会出现大小便失禁或咬伤口舌的现象。发作时四肢的抽动无规律可循，仍存有瞳孔的反射，人体面部颜色正常，神经系统不会出现阳性体征，脑电图也无异常。癔症患者会受到自身情绪的影响，所处环境有他人时症状更重。暗示疗法对此症有较好的疗效。癔症发作后，患者无法进入深睡眠的状态。癔症同癫痫的区别较容易鉴别，但是有些癫痫患者，有可能同时出现癔症的发作。

4. 情感性交叉擦腿

有些情况下婴幼儿会对外生殖器进行不断的摩擦，有的双腿出现强直状态，双腿相互进行摩擦，出现面色潮红、双目凝视、身体出汗等现象，在此过程中婴幼儿的意识正常，而且此类行为可随时中止。通常在即将入睡时或刚刚清醒时会出现这些行为。在做出此类动作时，婴幼儿的脑电图呈正常状态。对于出现这种行为的婴幼儿无需服用药物，家长应注意引导婴幼儿转移注意力，但不可对其进行责骂。同时应避免各种因素对婴幼儿外阴产生刺激，比如生殖器包皮、局部炎症、衣服过于紧身、阴部患有尿布疹等。

5. 睡眠肌阵挛

睡眠肌阵挛属于一种睡眠运动，其为生理性的现象，人成长的每个阶段都有可能出现睡眠肌阵挛。睡眠肌阵挛指的是，人处于浅睡眠期时，脚趾或者手指会不自觉地轻轻抽动，有时表现为下肢或全身以很快的速度抖动，使入眠者从睡眠状态中惊醒并且伴随有失重感。有部分婴幼儿会频繁出现睡眠肌阵挛，但不会对睡眠造成影响。睡眠肌阵挛发作时及发作间期，小儿的脑电图显示为正常状态，这种情况下可以排除癫痫性肌阵挛。

6. 睡眠障碍

睡眠障碍包括以下几种情况：一是夜惊症；二是快速眼动睡眠期行为障碍；三是睡觉呼吸暂停综合征；四是发作性睡病；五是梦魇；六是睡行症等。非快速眼动睡眠的Ⅰ期和Ⅱ期、快速眼动的睡眠期间是睡眠障碍常发的时期。而非快速眼动睡眠的Ⅰ期和Ⅱ期是癫痫的发作期。发作性睡病在临床上主要表现为：一是发作状态下的猝倒；二是睡眠中出现的瘫痪；三是在日间表现出过度的嗜睡状态；四是入睡前出现幻觉，这是发作性睡病的四联症。2005 年，国际上制定的睡眠障碍的诊断标准如下：

（1）患者白日过度贪睡，持续时间超过三个月，发生频率约 30 次 / 月；发生过明显的猝倒；MSLT 平均睡眠潜伏期低于八分钟，见 1 次以上的睡眠始发 REM 睡眠（SOREMPs），脑脊液下丘脑分泌素低于 110ng/L 或者仅为正常人的 33%；其他疾病基本上无嗜睡这一症状。

（2）无猝倒的发作性睡病。

（3）继发性发作性睡病。

临床上要清晰地鉴别癫痫与发作性睡症的区别，比如发作性猝倒有可能同肌阵挛或失张力出现混淆，患者出现入睡前的幻觉容易被诊断为源自于额叶或颞叶的复杂性发作。

7. 低血糖发作

清晨人体处于空腹状态时，容易发生低血糖。症状较为严重的患者会出现意识上的障碍，并伴有肌肉的不断抽搐，这种临床症状容易同癫痫的症状相混淆，尤其婴幼儿期在发生低血糖前，较少出现比较典型的一些症状，比如焦躁不安、饥饿感增强等。临床诊断时需要将婴幼儿的低血糖发作考虑在内。婴幼儿因为内分泌出现异常或身体代谢异常，会诱发低血糖的反复发作，并且引发脑损伤，也可能引起癫痫的发作。

8. 偏头痛

偏头痛发作属于阵发性，发病急，发病群体多为 6—12 岁儿童，该疾患具有一定的遗传性。发作时为单侧或双侧头痛，伴有狂躁、惧光、恶心、呕吐，以及眼球后疼痛等症状。发作见于任何时间，易在清晨发作，但少见于入睡时。通常疼痛会出现于人体一侧，有时为两侧的枕、顶、颞部及眼眶周围。疼痛一般表现为持续性的搏动或钝痛。疼痛可能持续数小时甚至数日。出现严重性偏头痛的患者，前期通常会表现出神经系统的局灶征，这是由于血管痉挛所引发的，随后会表现为头痛，这种头痛是血管反射性扩张所引起的。神经系统局灶征主要有以下几种表现：一是动眼神经麻痹，临床症状为眼睑的下垂，视物重影以及注视麻痹；二是视觉方面出现异常，比如视野中有小型的暗点、眼线范围内有闪光或全盲；三是脑皮质出现功能性上的缺陷，比如失语或意识出现模糊；四是轻微性的偏瘫。有家族病史的患者更容易被确诊。患者癫痫发作时，会同时伴有头痛的临床症状，脑电图会出现异常，另外还有一些其他的临床症状，这些都有助于病症的鉴别。

七、预后

影响癫痫预后的因素复杂多样，目前的抗癫痫药仅仅是控制癫痫发作，而不能改变引起疾病最根本的原因，因此对疾病的长期预后影响不大。癫痫的预后主要与起病年龄、病因、病程、发作频率、发作类型、癫痫综合征、有无神经精神缺陷、脑电图改变及家族史等密切相关。

1. 起病年龄方面

如果癫痫出现在新生儿期，就会有约 50% 的患者预后情况较差，约 25% 会因各种感染、产伤或发育畸形而导致死亡。如果癫痫性的脑部病变起病于婴儿期，则预后情况差。

2. 病因方面

特发性癫痫大多数预后情况较好，有 70%—80% 的特发性癫痫可通过药物来控制，有些婴幼儿随着年龄的增长，特发性癫痫会有所自行缓解。对于症状性癫痫来说，若能将病因及时消除，则预后情况较好，若不能及时消除病因，则预后情况较差。

3. 发作频率和持续时间方面

若癫痫持续状态反复出现，则预后较差，因为会导致患者致残或死亡。

4. 癫痫综合征方面

根据癫痫综合征的种类，其预后分为很好、较好、不确定、不好等几种。其中预后很好的有良性家族性新生儿惊厥、BECT、婴儿良性部分性癫痫、婴儿良性肌阵挛性癫痫、Panayiotopoulos 综合征等；CAE、仅有全面强直 – 阵挛发作的癫痫的预后属于较好的；JME、大多数症状性局灶性癫痫的预后是不确定的；预后不好的如大田原综合征、婴儿痉挛、Lennox–Gaslaut 综合征等。

八、治疗

完全控制癫痫的发作是治疗癫痫的根本目的，癫痫被控制能够令患者的生活质量大大提高。控制癫痫的主要目标有：一是实现对癫痫的控制，令其不再发作；二是令癫痫的发作程度得到减轻；三是令患者的死亡率以及致残率有效降低；四是避免或减少患者的各种不良反应；五是令患者脑电图中的癫痫样的放电情况得到抑制。如果能得到有效防治，大约有 2/3 以上的患者能够达到这些目标，但前提是要对癫痫发作给出准确的诊断。治疗癫痫需要采取综合性的方案，其中以给予抗癫痫药为主。大约有 20% 的癫痫患者无法通过使用抗癫痫类药物而产生作用，对于此类患者，需要采取其他的治疗方法，比如免疫治疗法、神经调控疗法、生酮饮食治疗方法、神经外科手术治疗方法等。

（一）非抗癫痫药的治疗

1. 病因治疗

治愈癫痫的关键性治疗方法，是结合患者的病因采取特异性的治疗，所以不论何种癫痫，首先要确定其发病的根本原因，特别是对于继发性癫痫更是如此。比如，对于出现有苯丙酮尿症的患者，可以通过低苯丙氨酸饮食来进行治疗；对于表现为吡哆醇依赖症的患者，可以通过补充大量维生素 B_6 来进行治疗；对于出现代谢异常的患者，则需对代谢状态加以纠正；对于因瘢痕、肿瘤、囊肿、脑畸形等引起癫痫的患者，应通过手术去除病灶；对于因颞叶内侧硬化引起癫痫的患者，如果无法用药物进行控制，也可考虑通过外科的方法进行治疗。

2. 激素治疗

在癫痫的治疗史中，使用皮质激素的治疗方案，已有 50 余年。目前治疗癫痫的一线药物为 ACTH，该药已经在治疗婴儿痉挛的过程中被广泛使用，有效率约为 70%，大约有 50% 以上的癫痫发作可以得到控制，但也存在较易复发的情况。另外还有一些其他的癫痫可以通过激素类药物来进行治疗，比如 Lennox-Gastaut 综合征、LKS、肌阵挛失张力癫痫及 CSWS 等。

3. 生酮饮食（KD）

这种饮食方案包括补充适量的蛋白质，高脂肪以及低碳水化合物，此类饮食能够令人体产生与饥饿状态类似的肌体改变，而人体处于饥饿状态时，癫痫的发生率会明显减少。通常难治性的癫痫可以通过生酮饮食法来进行治疗。比如下面这几类癫痫：一是 Dravet 综合征；二是儿童难治性癫痫如婴儿痉挛；三是 Lennox-Gastaut 综合征；四是葡萄糖转运子缺陷综合征；五是肌阵挛失张力癫痫等。生酮饮食治疗法也会出现一些副作用，比如呕吐、酸中毒、便秘、体重降低、恶心及腹泻等。另外，还有可能产生一些不常见的副作用，比如肾脏出现结石、高脂血症、生长速度变缓及胃食管出现反流等。

4. 外科治疗

伴随着科学技术的不断发展，各种用于医学诊治的技术以及设备不断出现，比如对脑电图实施监测的技术。功能影像设备越来越先进，很多难治的癫痫开始可以通过外科方法进行治疗。只有那些已经接受过抗癫痫药物治疗，没有取得明显疗效的患者，以及只能通过外科治疗的癫痫患者，才采用外科手术治疗法。现阶段癫痫手术主要有以下几类。

（1）治愈性手术：治愈性手术主要指的是切除性的手术，也就是要对导致癫痫的病灶实施切除。通常以下类型的癫痫适合采用切除术：一是脑肿瘤患者；二是脑血管畸形患者；三是内侧颞叶硬化患者；四是皮层发育不良患者。通过实施切除术，能够有效控制癫痫的发作。针对患者病灶情况的不同，手术可分为两种：一种为选择局灶性切除术；另一种为大离半球切除术。

（2）功能性（姑息性）手术：功能性手术是指对发作源以及相应的传播神经进行调控，进而对其发作的频率和发作的强度进行控制。

只有3%—5%的患者可以通过功能性手术的实施，使癫痫发作得到完全缓解。功能性手术主要包括以下两种：一是多处软脑膜下横切术，此类手术对于LKS较为适用；二是胼胝体切开术，此类手术对于脑外伤患者，以及因为癫痫性脑病改变失张力导致猝倒的患者较为适用。

5. 迷走神经刺激术（VNS）

这是一种通过对神经进行调控的治疗手法，主要用于那些通过药物治疗，无法取得明显疗效的癫痫，以及无法通过外科手术进行治疗的癫痫。迷走神经刺激术可以减少癫痫发作的次数，但尚未有能完全控制癫痫发作的案例。

（二）抗癫痫药的治疗

药物治疗方法是癫痫治疗的常规方法，也是主流治疗手段，这种治疗方法的目标是完全控制癫痫的发作，并且将因药物引起的不良反应降到最低。

1. 药物治疗原则

（1）开始治疗时机的选择：在明确诊断为癫痫后，即应该开始对患者进行药物治疗，通常在患者无任何诱因而出现癫痫发作后，立即开始给予药物，如果癫痫发作间歇期达到一年以上者，可以暂缓进行药物治疗，一旦发现有可能引发癫痫的诱因出现时，应立刻给予药物治疗。

对于第一次癫痫发作的患者，如果出现以下几种因素，则需要在发作之后马上开始进行治疗：一是第一次癫痫发作即属于持续状态，伴有可能再次发作的一些危险性因素；二是患者出现一些特殊性的癫痫综合征；三是患者或其监护人希望立刻进行治疗。

（2）根据发作类型和癫痫综合征类型选药。

（3）尽可能单药治疗：如果剂量适宜，有50%—70%的患者可以通过单药来控制癫痫的发作。使用单药对患者开展治疗，能够最大程度地减少因药物引起的不良反应，也能避免药物之间的相互反应，而且耐受性较好。

（4）剂量个体化：每名患者的遗传基因不同，所处的环境不同，年龄不同，这导致各种药物的吸收程度不同，分布状态不同，代谢情况不同，药代动力学的规律也各不相同。

（5）在癫痫患者中，约有3—5成的患者，单靠一种药物，其治疗效果是不太理想，一般都需要两种以上的药物配合治疗，如包括 Lennox-Gastaut 综合征在内的所有癫痫性脑病，都要依靠多种药物进行治疗。在第二种或者更多药物的选择上，则需要考虑多方面的因素，包括疗效、副作用、作用机制、药物之间的相互作用等。一般来说，建议最多使用三种抗癫痫药，因为超过了三种，药物的副作用将会更加明显，在改善癫痫发作方面效果不佳。

（6）治疗药物监测（TDM）：这是检测治疗目标及其范围的一种手段，所有药物在没有达到稳定状态有效血浓度之前，不能判定这种药物是无效的。

（7）长期规律用药及定期随访：癫痫患者需长期在医嘱要求的时间段，按照剂量服用抗癫痫药，如果服药不规律，不仅会导致疗效大幅度降低，甚至会加重发作的程度，应该向患者及监护人耐心解释不按时按量服用药物的危害性。根据临床需要确定随访的间歇期。

（8）抗癫痫药的撤药：在治疗癫痫的过程中，如果突然停止服药，会导致癫痫的再次发作或出现癫痫持续状态。因此送药或停药应慎重，要循序渐进。药物不能突然停止，癫痫发作被完全控制之后，应该在半年至一年内逐渐减少，直至停药。确定药物疗程的因素主要包括：一是癫痫的发作类型；二是患者自身的特点；三是癫痫发作的严重程度；四是癫痫的综合征。对于联合用药的患者，应该先减少毒性大的药物。

（9）复发重治：在停止服用抗癫痫类药物后，约有36%的患者会出现复发的可能，引起复发的主要因素包括：一是患者的年龄；二是患者的基础病因；三是发作的类型；四是 FS 家族史；五是患者是否存在智力低下情况；六是停药之前患者出现脑电图癫痫样放电。在停药之后或减药期间癫痫复发，应当重新对患者开始治疗。

2. 抗癫痫药

在癫痫治疗选药方面，发作类型和综合征分类是选药的基本原则所在。见下表1-2。

表1-2　目前国内临床常用抗癫痫药

传统抗癫痫药	新型抗癫痫药
卡马西平	托吡酯
丙戊酸钠	奥卡西平
苯巴比妥	拉莫三嗪
苯妥英钠	左乙拉西坦
氯硝西泮	唑尼沙胺
	加巴喷丁

3. 药物不良反应

不论何种抗癫痫药物，都有出现不良反应的可能性，反应程度因人而异，差别很大。大部分患者出现的不良反应属于轻微性的，但也有少数患者会出现生命危险。以下是几种较为严重的不良反应：一是对患者全身的多个系统所产生的影响，包括消化、血液系统的影响，患者出现生育方面的问题、体重出现改变、骨骼健康受到影响等；二是对患者的中枢神经系统造成影响，患者出现头晕、嗜睡、共济失调、记忆力减退等症状；三是出现特异体质的反应，其中包括四类。

（1）剂量相关的不良反应：比如给予苯妥英钠或卡马西平时，患者可能会出现复视、头晕、共济失调等症状，这些与药物的剂量有关。此类药物给予患者时应当从小剂量开始，逐渐增加，不能超过推荐的治疗剂量。

（2）特异体质的不良反应：通常在癫痫治疗初期，容易出现特异体质的不良反应，这与药物的剂量并无明显的关联。有些特异体质的不良反应有可能危及患者的生命，虽然这种情况比较少见。传统的抗癫痫药物均有过特异体质不良反应的相关报道。这些不良反应包括：对皮肤产生损害，血液系统及肝毒性的损害等。奥卡西平和拉莫三嗪虽为新型抗癫痫药物，但也可能出现特异体质的不良反应，但是这些反应较为轻微，一旦停药，症状会迅速得到缓解。若出现较为严重的不良反应，应立即停止给药，并且对症给予治疗。

（3）长期的不良反应：与累积剂量有关。

（4）致畸作用：具有癫痫病史的母亲，其后代致病的概率比正常母亲所生育的后代高出一倍。造成后代畸形的原因是多方面的，包括遗传、癫痫发作、服用抗癫痫药等。大多数研究者认为抗癫痫药是造成后代畸形的主要原因。

第三节　神经系统感染性疾病

在疾病中，小儿神经系统感染性疾病占据着极为重要的地位，其中较为普遍的小儿神经系统感染性疾病有乙型脑炎及其他脑炎、脊髓灰质炎、流行性脊髓膜炎，以及柯塞奇病毒和埃可病毒感染等，在各个章节中均有涉及。本文所涉及的只有一部分少见的神经系统感染及感染后所连带的某些神经系统综合征。

一、感染后脑炎

作为一种以脑和脊髓急性静脉周围脱髓鞘为发病特征的疾病，感染后脑炎有三种普遍的类型。

（1）伴随急性传染病同时发生的脑炎，普遍存在于麻疹、风疹、水痘、流行性感冒、流行性腮腺炎、腺病毒感染、百日咳、伤寒等疾病中。

（2）慢病毒感染，这种疾病感染速度相对较慢，较为常见的有亚急性硬化性全脑炎，以及慢性进行性多灶性白质脑炎。

（3）预防接种后脑炎，这种脑炎常发生于预防接种之后，因此又被称为疫苗相关性急性播散性脑脊髓炎，在乙脑疫苗、痘苗、狂犬疫苗，以及百日咳疫苗中，有着较少出现的病例。

二、无菌性脑膜炎综合征

无菌性脑膜炎，具体是指伴随脑膜刺激症状，以及少量或者多量脑脊液细胞的增加，所以又被称为浆液性脑膜炎，但是这种病症在脑脊液中并不会发现细菌的存在。迄今为止，病毒是导致大多数病例出现的主要原因。

三、急性中毒性脑病

婴幼儿时期，急性中毒性脑病作为一种相对常见的中枢神经系统病变，其主要病症体现在原发病的基础之上，中枢神经系统病症的突然爆发。

（一）病因

在婴幼儿时期，大多数传染病都有着与脑炎相似的并发症，较为常见的病症有肺炎、痢疾等。其他病症也可能会伴随显著脑炎病症现象的出现，比如猩红热、伤寒、霍乱、流感等。同时，药物及其他毒物中毒，如铅、砷、苯等，都会引起相应的病症出现。

（二）发病机制及病理

中毒性脑病的产生，主要是由于不同病原体引起不同脏器的疾病所产生的不同毒素对中枢神经系统的作用，并非病原体直接侵入。比如肺部疾病会对肺部功能产生极大的影响，会使人体内部的氧浓度降低，或者二氧化碳含量增加，导致单纯低氧症的出现，相对于二氧化碳增多来说，单纯低氧症更为危险，甚至会导致颅内压升高且出现脑循环，以及脑部代谢出现问题，甚至会对肝部功能产生严重的影响。同时，疾病所带来的身体内部各个指标的变化，如氨、硫醇、单胺、神经介质、胺等物质在血液中，以及脑部的浓度变化，对于中枢神经来说有着很大的影响，其中诱发脑病的主导因素，就是氨基酸代谢出现异常。由肾脏疾病引发脑部疾病的主要因素，就是有机酸的堆积，不仅阻碍了脉络丛与神经胶质细胞的运载体系，同时也不利于传递介质之间代谢产物的清理，导致了脑组织的膜通透性上升，脑内毒素开始大量增多，最终导致大脑皮层障碍。同时病原体产生的毒素对于中枢神经系统也有着较大的不良影响，会造成脑血管微循环障碍等疾病。上文所述的原因，都可能会导致脑缺氧，以及脑缺血症状的发生，脑实质出现水肿以及充血是病理变化的主要原因。

（三）临床表现

多发于1至3岁的儿童，同时病情较为严重。大多数原发病病发几天后，或者1至2周后，会出现大脑损害症状。同时因为脑部病理变化程度各异，所以临床表现也会出现不同的情况。

多数疾病突然发生，体温突然增高。少数患者体温低下或者处于正常状态时，出现头疼，面色苍白呕吐、肢凉、尿少，以及昏迷等病症。前囟出现膨隆现象，常伴有全身强直性肌痉挛，有时会出现一侧或者双侧肢体瘫痪。也可以见到轻微的脑膜刺激征。腱反射由增强到较弱或者消失。脑脊液透明，颅内压力显著增高，细胞内不会出现增高现象。蛋白可能会出现轻微增加，尿内因原发感染会有少量蛋白出现。

（四）诊断及鉴别诊断

在急性感染的病症中，会突然出现体温升高、头痛、呕吐、惊厥，以及昏迷等症状，同时脑脊液也会显著增高，其他变化不会出现，根据这些病症就可以诊断为急性中毒性脑病。但是也要与高热惊厥、病毒脑炎，以及瑞士综合征予以区分。而且，在先天性代谢病中也有着脑部病症的出现，例如，第Ⅶ型糖原贮积症及 Leigh 病等，也需要我们予以区分。

（五）预后

大多数脑部病症在给予适度的治疗后，24h 后会逐渐消失，并且不会有后遗症出现。

如果出现长达数日或数周昏迷的情况，那么出现后遗症的概率会大大增加。后遗症主要有智能不全、耳聋、肢体强直、瘫痪等。经过 CT 检查后，脑部水肿为初期表现，后遗症后期则表现为脑部萎缩及脑沟增宽和脑室扩大。个别严重病例可能因为呼吸困难导致病情进一步加重。

（六）治疗

对于原发病应给予积极正确的应对措施治疗。恰当处理高热、惊厥、脱水、缺氧，以及血生化改变，如低血糖、酸血症等，如果呼吸困难也要正确处理。对于昏迷患者，要定时清除患者痰液，使患者呼吸道通畅，并保证氧气充足，以此来缓解脑部水肿。如果极为必要时，可以进行人工呼吸或者气管切开（以上所述可参考急性呼吸衰竭内容）。

1. 对脑部症状采取对症治疗

常用的急救药如下：

（1）抗惊厥药：可以每次 10mg/kg 的剂量，在肌内注射苯巴比妥钠，或者 0.3—0.5g 的副醛，以及苯妥英钠。特别是对于癫痫状态下的患者，更要及时给予相应的控制措施。在病情减轻且稳定后，可以相应减少药物用量，避免不良反应的发生。

（2）抗高热药：如口服退烧类药物，同时辅以物理降温。

（3）抗脑水肿药物（也称脱水药注射剂）：可以多次用药于颅内压增高的病例，以避免脑疝。同时为了增强脱水剂的效果，可以多次使用加速利尿剂，但是禁止对患有脱水症的患者使用。

（4）肾上腺皮质激素：肾上腺皮质激素快速消炎与消水肿的效果非常好，但是不宜长时间使用，一般不能超过七日。

（5）抗氧化剂：如叶酸、维生素 C、维生素 E 等有利于缓解脑部症状代谢障碍，可重点关注。

（6）恢复脑细胞及脑：功能用脑活素。

2. 中医疗法

羚羊钩藤饮和三甲复脉汤加减，对镇惊熄风疗效显著。

3. 针灸疗法

在病症突发时期，可以作为辅助治疗手段来减轻病症，恢复期以及后遗症出现时可以多次使用。

四、急性小脑性共济失调

急性小脑性共济失调在小儿中比较多见，属小儿特有综合征，一般在小儿遭受急性病毒性感染和细菌性感染时，极易引发急性小脑性共济失调。该病的症状基本上就在小脑功能方面，只有当病情比较严重时才会出现神经系统较广泛受累。本病预后较好，但需与其他较严重的小脑疾病鉴别。

（一）病因

此病没有清晰明确的发病原因。对于本病来说，家族遗传概率为零，有50％的儿童在患病之前有过其他病毒感染，较为普遍的初始病症是水痘，或是肠道病毒感染，如埃可病毒、柯萨奇病毒等，也可能是麻疹、风疹、流感病毒、腺病毒感染等。细菌感染后急性小脑性共济失调较为常见，比如白喉、猩红热、百日咳等，如今出现概率已经相对较小。以急性小脑性共济失调为表现病症的，还有脑膜炎双球菌、流感杆菌，以及支原体感染等。药物中毒引起的共济失调不是本病爆发的主要原因，尤其是过量使用苯妥英钠。

（二）发病机制

很多人都认为，由感染所引发的急性小脑性共济失调，属于感染后脑炎一类疾病，是自身免疫反应，而此种免疫过程只限于小脑系统。同时，部分人认为急性小脑性共济失调，是一种急性病毒性小脑炎，病因是由病毒直接入侵小脑组织。

（三）临床表现

1—3岁的儿童为本病的多发者，有个别病例发生于10岁以上。在共济失调发生之前2—3周，80％左右的病例出现过感染前例，比如发热、呼吸道感染等症状。有的出现过发疹性病毒感染史，也有的在身体完全健康的基础上爆发共济失调，并没有发生前驱感染。也有极少数病例在先发生共济失调10—20d后，有发疹性疾病的出现。

本病发病速度较快，起初以躯干共济失调为主，快速发展到病症的顶峰，主要病症表现为身体站立不稳、步伐蹒跚，病情严重者不能正常行走、站立，甚至独坐、竖头都极为困难。四肢共济失调的病症表现相对较轻，主要表现为辨距不良、鼻试验不稳等。头部、躯干，以及四肢，有凭肉眼可见的重大抖动，自身运动是加重。50%左右眼球出现异常运动，如眼球震颤、眼球阵挛等，眼球阵挛是指眼球向各个方向持续快速运动，且出现不规则跳动。上文所述的就是本病的三大主要病症——步伐不稳、躯身抖动、眼球异常。另外，较为常见的病症还有亢进、四肢肌张力减低等，同时语音障碍、口齿不清、说话不流利也较为常见，严重者甚至不能开口说话，多数病例全身病症较少，体温正常。少数具有全脑炎病症的患者会表现出嗜睡、呕吐、头痛或者一过性锥体束征。脑神经无明显损耗，眼底相对正常，颅内压力稳定，各个感官功能正常。多数病情会在1—2d内发展至顶峰，病情发展缓者极为稀少。

（四）实验室检查

脑脊液中各个指标的含量正常，个别病例在疾病突发期会有轻度蛋白和白细胞增多。显著的炎性反应，会在病原直接感染脑组织的病例的脑脊液中出现，能够找到抗体和相应的病原体。借助 PCR 技术聚合酶链式反应能够发现特异病原，多数脑脊液寡克隆 IgG 为阴性，脑电图显示为正常情况，病情突发期可能会出现慢波增多的情况。利用脑 MRI，可排除脑占位病变的概率，近几年研究发现，水痘后小脑性共济失调的病例，出现了新的小脑病变——脱髓鞘病变。借助新型 MRI 显示，我们可以得知，小脑蚓部为病变的主要集中区域，恰恰符合了躯干共济失调的临床表现。

（五）诊断及鉴别诊断

1.典型患者的特点

（1）发病急，发病之前，或存在病毒感染的情况。

（2）小脑性共济失调是该病的主要症状，其他如神经系统、全身的症状均较少或较轻。

（3）脑脊液无异常，轻度细胞有所增加。

（4）代谢、中毒性疾病，占位病变症候均无。

（5）过程较好。

2.鉴别时要注意其他特异性疾病

（1）特异性神经系统感染，如脑炎、脑膜炎等，脑脊液病原学检查可确诊。

（2）与酒精中毒、铊中毒、抗惊厥药使用相鉴别，特别是苯妥英钠血药浓度 ≥ 30μg/mL，根据病史和测定血药浓度有助于诊断，其症状会随着苯妥英钠的停用而消失。

（3）由先天性代谢异常引起的共济失调，是会重复发生的，如高氨血症等。依据家族遗传史、代谢特点以及智力低下等特征，可以给予相应的判断。后天代谢异常，如低血糖、低血钠等，也是导致急性小脑性共济失调的原因。

（4）肿瘤、血肿、脓肿等，都属于颅后窝占位病变，该病变的症状有时与急性小脑症状极其相似，可以通过影像学、颅内压来进行区分。

（5）遗传性显性共济失调的症状，有时也会与急性小脑症状一样，这时就需要进一步对其家族病史以及病程进行探究后，再作鉴别。

（6）感染性神经根炎或多发性硬化也可表现为急性或一过性共济失调。

（7）低血糖、缺氧、颅脑外伤、迷路疾患等也应注意鉴别。由小脑病变或小脑发育不全引发的共济失调，与该病的区别较明显，因为它发病较慢，病程较长。

（六）预后

急性小脑性共济失调的预后情况较好，多数病例在数周以后病情出现好转，个别病例在3—4个月后会痊愈，但有个别病例病情没有减轻且持续时间较长，则有可能转为后遗症。

（七）治疗

没有清晰明确病因的急性小脑性共济失调，则没有有效的治疗方法，如果有特别的病因应对基本疾病予以治疗。

急性患者应及时卧床休息，同时增强护理措施，以避免因运动失调导致的伤害。而且要给予足够的营养和液体，保持身体活力，直到病情没有进一步发展，趋于稳定。在恢复期，患者应加强自身锻炼。对于激素是否可以应用于本病尚无明确的定论。如果患者有相应的证据证明，脑炎是直接由病毒引起的，可尽早给予抗病毒药物，由水痘感染引起的急性共济失调，可用无环鸟苷进行治疗，出现皮疹后的24h内使用可以减少病程。

第二章 呼吸系统疾病

第一节 重症肺炎

在儿童病症中，肺炎是非常多见、发病率较高的一种疾病，严重者甚至会导致患者死亡。儿童重症肺炎常见症状，最主要的是呼吸系统不畅，并伴有休克、弥散性血管内凝血、中毒性脑部疾病、呼吸和心力衰竭等病症，对儿童造成极大的伤害。

一、临床表现

（一）一般症状

肺炎前期症状类似于感冒，表现为呼吸不畅。然后会伴有高热等情况，一般体温会急速上升到38℃～39℃，甚至到40℃，但是在佝偻病、营养严重不足和新生儿中，却不会出现体温升高的变化，有时甚至低于正常体温。除了这些症状以外，患者往往还会出现精神不佳、心烦气躁、疲劳困顿等，婴儿会有呛奶的可能。

（二）呼吸系统症状和体征

由肺炎引发的咳嗽具有其独特的特点，早期表现是刺激性干咳，中期的时候反而会有略微的缓解，等到恢复期时咳嗽常常会伴有痰。患者一般呼吸急促，达到每分钟40至80次，呼吸比较困难。肺部在肺炎早期时往往没有什么特别明显的病症，只会出现呼吸时声音加重，在脊柱边以及背部、肺部之下有湿痰，尤其是在呼吸之后尤为突出。这个时期往往会诊断为无病变，不过若是结合整个肺叶的症状，则能发现问题。

（三）重症肺炎的临床表现

除了以上描述的症状外，小儿重症肺炎在临床上还有下面几种病症表现。

1. 循环系统

小儿重症肺炎一般会引发急性的心力衰竭症状，极大地威胁着生命。

一般可以从以下几方面来进行诊断：

（1）突发性的呼吸困难，患者表现出心浮气躁、焦虑不安等情绪，脸色苍白，而且排除了其他肺部疾病，呼吸频率加剧，高达每分钟60次左右。

（2）心率也急速增加，高达每分钟160至180次，并排除了呼吸困难和体温升高等症状，心音呈奔马律等规律。

（3）肝脏的增大幅度超过3cm，或者是出现进行性的扩大等。

（4）在胸部的X线检查中可以看到明显心脏增大症状。

2. 神经系统

因为脑水肿和缺氧的影响，患者会出现焦躁不安、精神不佳和容易困乏等症状，甚至会出现脑部疾病，如呼吸不畅、昏迷、惊厥等。检查脑脊液时会发现，有压力升高的病变，但是糖、细胞、蛋白等没有变化。

3. 消化系统

肺炎患者还会伴有腹痛、上吐下泻等病症，甚至出现中毒性肠麻痹，腹部严重肿胀，导致肺部受到挤压，从而导致呼吸困难。从听诊器中无法听到肠鸣音。

4. 感染性休克和弥散性血管内凝血（DIC）

重症肺炎时，某些细菌感染可以引起微循环衰竭，发生感染中毒性休克，表现四肢发凉、皮肤发花、脉弱而速、血压下降等，还可引起弥散性血管内凝血，表现皮肤、黏膜出血点或瘀斑，以及消化道、呼吸道、泌尿道等出血。

5. 呼吸衰竭

呼吸衰竭是重症肺炎的严重表现，可引起死亡。除表现呼吸困难、鼻翼煽动、三凹征、口唇发绀、嗜睡或躁动外，严重者呼吸由浅快转为浅慢、节律紊乱，常出现下颌呼吸或呼吸暂停。可同时伴有末梢循环衰竭及脑水肿、脑疝的表现，如四肢末端发凉、发绀，血压下降，昏睡或昏迷等。根据血气改变可分为 I 型呼吸衰竭：$PaO_2 < 6.67kPa$（50mmHg），$PaCO_2$正常；II 型呼吸衰竭：$PaO_2 < 6.67kPa$（50mmHg），$PaCO_2 > 6.67kPa$（50mmHg），严重者 $PaCO_2 > 9.33kPa$（70mmHg）。

二、实验室及其他检查

（一）血象

细菌性肺炎时白细胞总数一般增高，可达（15—30）$\times 10^9$/L[（1.5万—3万）/mm^3]，中性粒细胞增加，并有核左移现象。不过在一些革兰氏阴性杆菌肺炎和重症金黄色葡萄球菌肺炎中，则会出现白细胞降低或者保持不变的可能。在病毒性肺炎中，白细胞也会维护正常水平或者有所降低。因此，区别病毒性肺炎和细菌性肺炎的一个重要指标，就是检测血清中的中性粒细胞碱性磷酸酶染色。

（二）病原学检查

将鼻咽腔分泌物和痰做成涂片，或者进行细菌培养都是重要的细菌学检查手段。革兰氏阴性杆菌肺炎在早期时一般都可以通过细菌培养来进行诊断。如在肺炎引发胸腔积液时，通过穿刺的技术将积液进行培养；若是出现了败血症的症状，则可以通过血样培养来诊断。通过鼻咽部洗液病毒分离、双份血同型病毒抗体测定和免疫荧光检查等，还能诊断出肺炎是否属于病毒性肺炎。

（三）X 线检查

X 线检查也是诊断肺炎的一种重要的医学手段，并能正确判定是何种性质的肺炎。比如若通过 X 线检查后，发现肺部有明显的肺大疱、圆形病灶、脓气胸和肺脓肿等变化，则基本可以诊断为金黄色葡萄球菌肺炎；若 X 线检查发现肺部有片状或较重纹理的阴影区，则可以诊断为细菌性的肺炎；若是 X 线检查发现肺部有云雾型的阴影等，则可以诊断为支原体肺炎。同时，通过 X 线检查还能诊断出肺炎的一些并发性病症，比如气胸、脓胸等。

三、诊断与鉴别诊断

（一）诊断

一般情况下，初步诊断要通过早期的一些症状来进行判定，比如咳嗽、发热、肺部的异常等体征变化。而通过 X 线检查，则基本上可以进行确诊。痰培养和咽培养，对肺炎诊断来说具有非常重要的意义。在确诊为肺炎后，还要对病症的轻重缓急作进一步的诊断，主要是确认患者有无休克、弥散性血管内凝血、呼吸和心力衰竭等症状，以便可以及时进行有效的治疗。

（二）鉴别诊断

1. 支气管炎

肺炎症状较轻时，往往表现出与支气管炎一样的症状，不过支气管炎无明显的全身病症，一般也不会出现呼吸困难和发绀的病症，而且可在肺部中听到不固定的中湿啰音，这种不固定，主要是受咳嗽情况的影响，且没有细湿啰音。

2. 肺结核

若是肺炎出现较长时间没有痊愈，甚至在抗生素治疗都没有明显效果的情况下，则应该考虑肺结核的病变。若为肺结核，肺部不会有比较显著的啰音。一般诊断可依据结核菌素试验、结核中毒病状、胸片情况等来确定。

四、治疗

（一）一般治疗

给予患者较安静的治疗环境，室温在 20℃左右，相对湿度保持在 50% 比较适宜，室内每天要通风。饮食上要以清淡易消化食物为宜，并保证及时补充水分。对于呼吸不畅的患者，可给予吸氧的治疗，使其呼吸困难得到有效缓解，如果痰多的话，还要辅以祛痰药和雾化治疗，使其将痰顺利排出。若患者出现情绪暴躁或惊厥等症状，可以肌肉注射氯丙嗪及异丙嗪各 1mg/kg 或苯巴比妥 8—10mg/kg，用水合氯醛 50mg/kg 灌肠也是常用的治疗手法。

（二）抗感染治疗

肺炎、球菌肺炎一般都会选择用青霉素来治疗，若是患者对青霉素有过敏现象的话，则可以改用红霉素和林可霉素。

金黄色葡萄球菌肺炎的用药，可以选择头孢噻吩、苯唑西林钠、红霉素或者头孢唑啉；流感杆菌肺炎、大肠杆菌、肺炎克雷白杆菌肺炎的用药，可选择羧苄西林、哌拉西林和氨苄西林等，同时还可以辅以氨基糖苷类抗生素来进行治疗；绿脓杆菌肺炎的用药，可以选择哌拉西林或者羧苄西林等，并可以配上氨基糖苷类抗生素进行辅助治疗。当然，若是患者对青霉素过敏，或者以上治疗效果欠佳的话，还可以用头孢哌酮或头孢他啶等进行治疗；病毒性肺炎的用药，可以选择更昔洛韦或阿昔洛韦；红霉素对于支原体肺炎有着非常显著的治疗效果。

第二节　哮喘持续状态

哮喘持续状态是指支气管一直处于严重阻塞状态下的呼吸困难症状，又被称作哮喘严重发作，具有较高的危险性，甚至可能危及生命。哮喘发作时，首先应使用茶碱类药物和拟交感神经药物进行治疗，但若在合理用药后，病情没有缓解反而加重，则为哮喘持续状态。出现哮喘持续状态的患者，必须及时就医，在专业医师的指导下进行治疗。

一、临床表现

哮喘急性发作或加重时突然出现气促、咳嗽、胸闷等症状，或进行性加重，常伴有呼吸窘迫、呼气流速下降的特征。其发作可因数小时内接触致敏原等刺激物，呼吸道感染或治疗失败所致，病情加重可在数天、数小时内出现，亦可在数分钟内危及生命。在病情危重时患者因喘息说话困难，语言不连贯，大汗，呼吸频率＞25次/分钟，心率＞14次/分钟，峰流速（PEFR）低于预计值的60%，呼吸减弱，呼吸音甚至听不到，并出现发绀、烦躁、意识障碍甚至昏迷，为致命性哮喘发作。

二、出现哮喘持续状态的危险因素及表现

（一）病史

激素依赖的慢性哮喘；存在 ICU 抢救史或多次住院史；有机械通气史；既往 48h 反复去过急诊室；突然开始的严重的呼吸困难，治疗效果甚差者；在严重发作时患者及其家属、医生均认识不足；不按医嘱服药者；具有心理社会学问题，如精神抑郁、家庭不和睦，出现危机时；否认本身症状严重性及脑水肿、低氧、惊厥。

（二）体检

奇脉：奇脉是用来判断哮喘持续状态的一个重要标准（有心包填塞或收缩的患者除外）。在患者呼气和吸气时，如果脉搏的变化非常明显，便为奇脉，如相差 2.67kPa 时，就可以视为奇脉。正常人的脉搏变化通常低于 1.33kPa，变化幅度极其轻微，多数人在呼吸时脉搏并无变化。

除了奇脉之外，血压较低、呼吸速度增快、音量降低、心悸气短、重度呼吸困难、昏睡、发绀、三凹征等，也都是判断哮喘持续状态的可靠指标。

三、实验室检查

（一）峰流速（PEFR）及 1s 用力呼气容积（FEV_1）测定

测定结果可以显示出支气管舒张剂在实验过程中的重要性，如重复给予 β_2 支气管舒张药后 PEFR 或 FEV_1 仍＜40% 预计值，意味着患者已处于哮喘持续状态。

（二）血气测定

对肺泡通气情况评估很有意义。肺部气泡体 $PaCO_2$ 的数值，可以成为检测呼吸情况的依据，处于正常值时，是呼吸急促现象的前兆；大于正常值时，是提高警惕性的前兆。

（三）胸部 X 线检查

一旦发现儿童患有哮喘和感染性疾病的综合征，或疑有气道异物时可进行胸部 X 线检查（尽量在床边检查）。

（四）氨茶碱血药浓度测定

在平时应用氨茶碱的患者需进行血药浓度监测，指导氨茶碱的进一步使用。

（五）血电解质测定

有助于补液。

四、哮喘持续状态治疗

严重哮喘一旦被确定即需急诊治疗、住入重症监护病房，进行心脏监测。

（一）氧疗

为保证组织有充分氧气，应保持供养，吸氧浓度以 40% 为宜，流量相当于 6—8L/min，应用一般面罩吸入更为合适，使血气维持在 $PaO_2$9.3—12kPa（70—90mmHg）更为理想，不要应用氧气帐，因为氧气不会到达下气道，反因氧气对有些哮喘患者有刺激而引起咳嗽或病情加重，且不宜观察病情。正常情况下，患者在通过供给 30%—50% 的氧气后，便可以治愈低氧血症，然而一些特殊的患者，在经过氧气治疗后不见效果，其体内的 $PaCO_2$ 的压力为 6.7—8.0kPa（50—60mmHg），产生这种现象的根源，在于肺部存在炎症并伴有许多分泌物，治疗的关键是去除痰液和提供充足的氧气，一般来讲，哮喘患者自身的供氧能力很差，血氧含量不高，不过大多数的患病儿童的氧分压大于 8.0kPa（60mmHg），因为氧分压处于 8.0kPa 时，人体大动脉中的血液氧含量很高，在这样高浓度的氧气中，哮喘患者的脑组织很健康，但如果发生发绀现象，哮喘病症会朝着恶化的方向发展。因此，通过输送氧气治疗患有急性哮喘病症的患者时，$PaCO_2$ 的释放量与氧气的含量没有关系，可以在治疗过程中安装普通的输氧仪器。

（二）镇静

缺氧及早期的呼吸性碱中毒可使哮喘患者出现烦躁不安、惊恐，甚至出现因刺激所致的持续性、痉挛性咳嗽，此时应考虑使用镇静药。

镇静药应选择不抑制呼吸中枢的药物，如 5% 水合氯醛。麻醉药或巴比妥酸盐类药物（地西泮等）禁用或少量慎用，若在气管插管下可不受限制。

（三）紧急的药物治疗

1. 吸入 β_2 激动药

首选，常见的 β_2 激动药，有特布他林和沙丁胺醇（万托林、舒喘灵）。用法为：用药的首个小时内需吸入 3 次，即每 20min 吸入一次，之后根据病情酌情增减用量。在病情稳定之前，可在每 2—4h 使用一次药物。其主要优点在于：药效可以持续较长的时间，且对心血管造成的负担很小。其治疗效果与安全性已无争议，目前，正广泛地应用于急性重症哮喘患者的治疗与缓解。

2. 皮质激素

皮质激素在严重哮喘的治疗中，占据着基础性的地位，一般与 β_2 激动药一起使用。通过对哮喘致死案例的研究，已经证实，治疗中皮质激素应用量的不足是其主要原因。皮质激素使用后的生效时间根据病情状况有所不同。轻中度患者见效较快，一般仅需 1h，而严重哮喘可能需要 4—6h 才能生效，因此，更加需要及早用药。皮质激素不仅能够降低微血管和黏膜上皮的通透性，缓解黏膜的水肿状态，而且能够作用于炎症细胞，控制其趋化效应和炎性反应。在与 β_2 激动药联合使用时，皮质激素中的腺苷酸环化酶可以促进 β_2 激动药药效的发挥来缓解支气管的痉挛问题。常用的皮质激素包括：氢化可的松（不适用于乙醇过敏者），琥珀酸氢化可的松，通过静脉注射每次 5—10mg/kg，严重哮喘可适当增量；甲泼尼龙 2—6mg/（kg·d），分 2—3 次输注。一般静脉注射糖皮质激素的使用时间为 1—7d，在病症得到减轻后可以不再使用静脉注射的用药方式。如果对糖皮质激素有着长期使用的需求，可通过口服泼尼松 1—2mg/（kg·d）（每日不超过 40mg）来替代，服用时分为 2—3 次，使用 3—4d 后停用。皮质激素如果只在短期内使用，用药可能引起的不良反应就会比较少。但当出现严重哮喘，可能危及生命时，必须尽快使用皮质激素，不能因担心不良反应而延误救治时机。对于无法获得甲泼尼龙的患者，可以选择地塞米松作为替代药物，但疗效会有一定差距，每次使用 0.25—0.75mg/kg。也可以雾化吸入布地奈德，雾化吸入 0.5—1.0mg/ 次，2 次 / 天，可以与沙丁胺醇和异丙托溴铵一起吸入。

3. 抗胆碱药

抗胆碱药在体内与乙酰胆碱竞争结合 M 受体，主要通过抑制分布于气道平滑肌上的 M 受体，从而松弛平滑肌；另外，可降低细胞内环鸟苷酸（cGMP）水平，抑制肥大细胞的介质释放，起到一定的支气管舒张作用。目前，临床联合应用异丙托溴铵（溴化异丙托品）与 β_2 激动药能增加其疗效。剂量为：< 2 岁：125μg（0.5mL）；> 2 岁：250μg（1mL），为 0.025% 溶液稀释至 2—3mL，每日 3—4 次雾化吸入。

4. 氨茶碱

小儿慎用，氨茶碱是茶碱和乙烯二氨组成的一种复合物，因而易溶于水。氨茶碱具有较明显的中枢性呼吸刺激作用，可加强呼吸肌收缩，在急性重症哮喘发作时，氨茶碱仍为有价值的药物。氨茶碱的支气管舒张效应与其血药浓度间呈明显的相关，由于氨茶碱的有效剂量和中毒剂量相近，应用时需进行血清氨茶碱浓度测定。

在哮喘严重发作时，可给予负荷剂量氨茶碱，对不同年龄及不同病情应用氨茶碱的量不同，在用负荷剂量后 30—60min，有条件者可测量氨茶碱血药浓度，如＞20μg/mL 则停止继续给维持量，如低于 10μg/mL，可适当增加药量（增加 20% 注射量）。以后可在给药 12h、24h 后取血查血药浓度。

不同年龄每日氨茶碱安全剂量见表 2-1。

表 2-1 不同年龄每日氨茶碱安全剂量

年龄（岁）	平均每日总量 ± 标准差（mg/kg）
1—8	25 ± 5
8—16	20 ± 5
＞16	12 ± 3

5. 硫酸镁

硫酸镁的主要作用是舒张支气管使呼吸畅通，相比于其他药物，更加适用于哮喘的急性发作。硫酸镁的用药安全性较高，对于使用常规药物没有治疗效果的患者，可以尝试使用硫酸镁。硫酸镁中镁离子的作用机制，目前仍不能得到完全解释，通常的看法是：镁对于各种酶的活性调节，可以激发腺苷环化酶的活性，使 cAMP/cGMP 的比值升高，抑制肥大细胞介质的释放，增强低下的肾上腺素能受体功能，并缓解支气管平滑肌的紧绷。硫酸镁在通过静脉注射后，一般 20min 就可以发挥药效。除了治疗哮喘，还可以用于镇定极度烦躁的患者。患者使用硫酸镁的科学用量是：每次注射 25% 硫酸镁 0.1mL/kg，并将 20mL 的 10% 葡萄糖加入注射液中，每次输液时间控制在 20min 以内，一天需要进行 1—2 次的静脉输液。在输液的过程中，必须仔细观察患者的呼吸状况和心血压状况，一旦出现呼吸急促、心虚无力、心火郁结等现象，可以通过添加 10% 葡萄糖酸钙来缓解症状。

6. 注射用 β₂肾上腺素能激动药

这种方法应用于个别呼吸严重受抑的重症患者。注射用药如果用于能够使用雾化器或面罩的患者，不但不能缓解症状，反而会加深毒性。

（1）肾上腺素皮下注射：患者可能由于某些原因无法吸入药物，比如严重的支气管痉挛，气道上黏液栓塞的阻塞，或因极度烦躁而无法吸入激动药。氨茶碱静脉滴注和 β₂激动药吸入都无法取得治疗效果时，可以采取肾上腺素皮下注射的方法，每次的用量为 1∶1000 的肾上腺素 0.01mL/kg，儿童要注意用量，不可以超过 0.3mL。

（2）静脉注射沙丁胺醇：小儿很少用。对于静脉滴注氨茶碱处理和雾化吸入沙丁胺醇后，都没有取得疗效的患者，可以采用静脉注射沙丁胺醇的方法。一次用药可以维持 4—6h，根据需要可在 6—8h 后再次用药。一般情况下，学龄前儿童每次使用 5μg/kg，但对于重症患者，可在 250mL 的 10% 葡萄糖溶液中，加入 2mg 沙丁胺醇，进行静脉滴注，滴注速度控制在每分钟 1mL，即速率为每分钟 8μg 左右，静脉滴注 20—30min，20—30min 后起效。用药期间要对患者的情况进行密切观察，当病情好转时，应将滴注的速度降低。注射 β₂ 激动药期间，需要进行心电监护，以监测可能出现的心律不齐等不良反应。严重低钾血症也常会出现。如出现心律失常或肌肉无力情况时，应随时注意，对学龄前期的小儿沙丁胺醇剂量应减半。

（3）异丙肾上腺素：这种激素的治疗效果要比以上激素好，静脉注射异丙肾上腺素时要注意注射的速度，必须保持 0.1μg/（kg·min）的速度，将含有 0.5mg 异丙肾上腺素的 100mL 的 10% 葡萄糖液输入血液中，时刻观察心电图屏幕上显示的状况，时隔 10—15min 以初始的速度添加药量，这样可以控制 PaO_2 的含量，优化呼吸功能，直到心电图显示心率值是 180—200 次/min 为止，在添加药剂的过程中，可能会出现心律不齐、心室跳动过快、心室颤动加速等现象，需要通过观察心电图来了解病人情况，及时调整添加时间和时间间隔。单独使用 β₂ 激动药，并不能从根本上治愈哮喘，激动药的吸入，主要作用于支气管的平滑肌，通过缓解支气管的紧张状态来达成治疗效果，因此，具有明显黏膜水肿。单纯患有严重哮喘疾病的儿童，在 β₂ 活性药的作用下有所好转，患有支气管炎症的儿童出现痉挛现象时，再使用该活性药则效果不明显，故在治疗中应使患者峰流速仪监测达到预计值 50%—75% 时才不至于在治疗过程中复发。

（四）维持体液及酸碱平衡

由于摄入量不足及呼吸增加，哮喘持续状态常伴有轻度脱水。为了将黏稠黏液栓塞排出，维持血容量需要补充适当的水分。但对于严重的急性哮喘，若过量摄入液体，可能会因为胸内负压的作用，在肺间质内蓄积液体，进一步加重小气道阻塞。哮喘急性期分泌的抗利尿激素，也可能因过多输液而导致低钠血症及水中毒。临床中，在需要为轻度脱水患者补液时，开始的 2h 可给 5—10mL/kg，使用 1/3 张含钠液体，2h 后用 1/5—1/4 张含钠液体维持，见尿后补钾。一般补液量为每天 50—120mL/kg，根据年龄及脱水程度，可以进行适当调整。当处于哮喘病症严重的状态时，通过调节呼吸来改善呼吸过程中的酸性中毒现象，通过吸收氧气和营养液，来改善代谢过程中的酸性中毒，若在代谢过程中出现严重的酸性中毒现象，则需要添加碳酸氢钠，稀释至等张液（碳酸氢钠为 1.4%）滴注，未能纠正时可重复同剂量 1 次。

（五）抗心力衰竭治疗

高碳酸血症、低氧血症、酸中毒导致的肺动脉痉挛，会提高肺动脉的压力，进而导致充血性心力衰竭。另外，双肺严重气肿会使心舒张功能受限，造成体循环、肺循环瘀血，使心力衰竭加重。镇静、强心、吸氧、利尿及减轻心脏前后负荷，是对抗心力衰竭的主要原则。

（六）抗生素

抗生素类药物需要应用于有细菌感染指征的患者，但由于其不良反应，不可以长期、大量使用。红霉素类药物会减慢氨茶碱的代谢，而青霉素类药物会使气道的敏感性增加。外周血白细胞会在肾上腺素和脱水治疗之后明显增高，应该注意与感染相鉴别。肺炎与斑点状肺不张，在胸部 X 线片上可能会互相混淆。

（七）气管插管及机械通气

呼吸疾病严重的患者需用呼吸辅助通气治疗。机械呼吸的指征：

(1) 持续严重的呼吸困难。

(2) 呼吸音降低到几乎听不到哮鸣音及呼吸音。

(3) 因过度通气和呼吸肌疲劳而使胸廓运动受限。

(4) 意识障碍、烦躁或抑制甚至昏迷。

(5) 吸入 40% 氧气后发绀毫不缓解。

(6) $PaCO_2 > 8.6kPa$（65mmHg）。

第三节　气管异物

现实生活中发生的 5 岁以下儿童的死亡事件，大多数是由气管异物导致的，尤其是在一些学走路的 2 岁以下的儿童中，经常会发生因气管异物致死的事件。种种现象表明，儿童的支气管处于发育期，而呼吸气管和进食气管的交叉位置有大量的软骨，软骨组织正在生长中，阻碍功能性较差，容易将口含物吸入气管内引起气管阻塞，导致窒息。牙齿未萌出或萌出不全的婴幼儿，其咀嚼功能和吞咽功能都还在发育中，气管保护性反射也还不够完善。气管如果被异物部分阻塞或全部阻塞，会带来剧烈的刺激性呛咳，出现憋闷、气急等症状。支气管的单侧阻塞会使未阻塞的一侧吸入过多的空气，造成肺气肿的症状。像大枣一类较大的或者棱角小的异物，有可能因阻塞大气管而造成憋喘死亡。软条状异物吸入后会像跨在马鞍一样跨置于气管分支的嵴上，短期内这种部分梗阻的影响并不显著，却会成为长期的隐患，导致患者长时间的发热、咳嗽，严重的还会造成肺脓肿、肺炎等，甚至危及生命。

一、临床表现

堵在了喉部、气管处的异物，会使患者出现呼吸困难、窒息、面色发绀等症状，短时间内呼吸停止；堵在左右主支气管分叉处的异物，会使一侧肺不张，如不及时抢救，呼吸困难的症状就会越来越重，最终危及生命。其他的明显症状还有：反射性呕吐、突发刺激性咳嗽、声音嘶哑、患者张口可听到异物冲击声等。

二、诊断及救护措施

医师应向家长普及一些基础的救护知识，使患者在紧急状态下能够得到及时的诊断和处理。

（一）拍背法

通过拍打小儿的背部，让其咯出异物。拍背时，要托住小儿的胸部，将其头朝下放在救护者的膝盖上。

（二）催吐法

对于一些卡在喉咙附近的支气管异物，可以采取手动催吐的方法，用指尖触碰舌根的敏感部位，将异物吐出来。

（三）迫挤胃部法

迫挤胃部法又称为"海默来克手法"，是由美国医师海默来克发明的。抱住患者的腰部，通过挤压胃部来迫使异物排出。挤压时应使用双手食指、中指和环指，由上腹部向后上方进行有节奏的挤压，重复多次以形成气流冲出异物。

在发生紧急状况时，先要尝试以上方法，必要时进行人工呼吸。如果以上方法都未奏效就必须尽快送往医院，通过气管镜或喉镜等专业设备取出异物。

三、预防

家长在日常生活中，要多加留意，将瓜子、硬币等易被吸入的物体，放在小儿的活动范围外。教导孩子养成良好的习惯，进食时不可说话、打闹。注意卫生，不要随意把物品放入嘴内，以免误食。

第四节 呼吸衰竭

临床中所说的呼吸衰竭，主要是指机体呼吸功能的衰弱，一旦呼吸代谢过程出现问题，代偿性降低，动脉中二氧化碳分压提高的同时，血氧分压会降低，这种呼吸困难的症状，在儿童群体中频频发生。

一、分类

呼吸衰竭可分为急、慢性两种，划分依据为发病情况和发病时间。儿童多发急性，因此下文主要探讨急性呼吸衰竭。

呼吸衰竭按病变位置的不同，可划分为三种，即中枢神经病变的中枢性、外周呼吸器官病变的外周性，以及上述两者均有病变的混合性。

呼吸衰竭又分为Ⅰ型和Ⅱ型，这两者的划分依据为动脉血气的状况，其中Ⅰ型的临床表征为PaO_2下降，Ⅱ型的临床表征为PaO_2下降且$PaCO_2$提升。Ⅰ型呼吸衰竭到晚期，可恶化为Ⅱ型，Ⅱ型通过医治好转后，可变为Ⅰ型直至病愈。

二、病因

（一）气道梗阻

儿童常见的气道梗阻原因如下：

（1）过敏反应：气管或者咽喉肿胀这一过敏反应的过敏源一般有：植物；动物皮屑、毛发；贝类、鱼类、坚果等食物；药物；花粉；昆虫或蜜蜂叮咬等。

（2）微创性伤口。

（3）燃烧产生的烟雾对呼吸道的伤害。

（4）咽喉处的支气管壁的脓肿症状。

（5）因病菌、传染源的侵入而发生的感染性疾病，以及胃酸的不正常分泌。

（6）人体发声部位出现病变，声带处的水肿症状明显。

（7）儿童的气管组织发育不完整，软骨组织的软化现象明显，不管是原发性气管软化还是继发性气管软化，患病儿童的气管压力都不正常，一般会通过插入气管的方法治疗。

（8）因嗜血流感菌或一些其他菌群的感染而引发的严重的会厌炎。

（9）因 A 组 β 溶血性链球菌的侵入，导致儿童的扁桃体发生病变，出现脓肿现象。

（10）化学反应过程中的烧伤现象。

（11）呼吸道内有大量吸入的颗粒状物体，包括气球碎渣、花生粉末以及食物残羹等。

（12）先天性气道畸形，如后鼻孔闭锁，小下颌畸形（Pierre- Robin）综合征，会厌畸形，喉部畸形、囊肿，气管畸形，等等。

（二）肺部及胸部疾病

刚出生的婴儿通常会患有婴儿性湿肺、肺部不伸张、肺部出血症状、呼吸急促综合征、呼吸气虚综合征、早产儿综合征、遗传性膈疝、粪便吸入病症以及胸腔疾病等；处于成长阶段的儿童通常会患有病菌感染性疾病、封闭性支气管炎症、毛细支气管炎、哮喘、张力性气胸、脓胸、血气胸等疾病。

（三）心脏病

很多情况下都能够导致呼吸功能不完善以至于呼吸衰竭，比如先天性的严重心脏病，心内膜弹力纤维增生症、心肌炎等伴心力衰竭，还有肺水肿等。

（四）神经系统及肌肉疾病

刚出生的婴儿经常会出现呼吸急促、呼吸障碍、功能衰竭、阶段呼吸甚至窒息休克的症状，另外还会出现脑部出血、脑神经短路以及严重的伤风症状。儿童期的常见疾病为脑膜炎、惊厥持续状态、中枢神经系统畸形、脊髓病变、重症肌无力、药物中毒等。

（五）其他

新生婴儿还会出现先天性的代谢疾病以及营养缺乏等症状。

三、缺氧与二氧化碳潴留的发生机制

导致呼吸急促甚至功能衰竭的根源，在于机体内氧气含量的缺少和二氧化碳含量的增多。

（一）通气功能障碍

气道压力过大进而变形，可能是由于气道内外的一些病变导致的。比如气道内的血、异物、分泌物阻塞，黏膜肥大等。病变到中晚期会使得气道梗阻，增大呼吸压力，降低肺泡通气量。鉴于二氧化碳的排出速度，取决于肺泡通气量，所以气道梗阻会导致二氧化碳排出量降低，进而滞留肺泡内，相应的，气道梗阻导致的呼吸不畅，还会降低肺泡通气量，使得氧气吸入量降低，进而导致肺泡里的氧气分压下降。新生儿的气道阻力之所以大，原因在于气道狭小，气管和支气管壁很软、很易倒塌，毛细血管也没有平滑肌支撑。生理上的缺陷，加之气管黏膜的发炎和肿胀，就会大大增加呼吸道阻力，在肺部疾病时更易于发生阻塞性通气功能障碍。

通气不顺畅会使得肺泡里二氧化碳压力上升，氧气压力下降，进而失去这两种气体在肺泡和血液里互换的平衡性，使得二氧化碳排放量和氧气供应量都不充足。肺部气体互换的速度取决于肺泡里氧气、二氧化碳还有血液间的梯度。

常用肺泡气体方程式来表示 FiO_2、$PaCO_2$ 与肺泡氧分压（PaO_2）的关系：$P_AO_2=[FiO_2(760-47)]-PaCO_2/R$。

R 为呼吸商（常为 0.8）。根据 P_AO_2 与 PaO_2 的差值可以分析呼吸衰竭限度。

（二）弥散障碍

不论是在肺泡里，还是在肺泡毛细血管里，氧气和二氧化碳都要经由分子弥散，沿着压力差自上而下游离。在生理情况下，肺泡内的 O_2 压力高于毛细血管内，所以二氧化碳的弥散方向是逆毛细血管，氧气则相反。氧气和二氧化碳的游离快慢与四大因素相关，分别是一定时间里弥散数量的多少、肺泡和血液的气体接触时间、肺泡膜两边的气体压力差、气体弥散常数和肺泡膜的面积。肺部实质性发病的时候，不论是何种原因，都会导致肺泡壁增厚、弥散距离增大，弥散量降低，像肺炎会导致肺泡壁发炎渗出；RDS 会导致肺泡膜增厚等；气体的弥散还受到肺泡和血液气体接触时间长短的影响。由于 CO_2 的弥散能力很强，因此肺泡 CO_2 分压（P_ACO_2）几乎与 $PaCO_2$ 相同，因而肺实质轻度病变时对其影响很小。O_2 的弥散能力明显弱于 CO_2，因此一般临床上肺组织病变导致气体的弥散功能障碍首先影响的是 O_2。

（三）通气血流比值失调

肺换气是指肺泡里的氧气，弥散到肺泡毛细血管，同步的肺泡毛细血管的二氧化碳也弥散进肺泡的过程。换气过程的顺畅与否，一是取决于肺泡毛细血管的血流速度是否正常；二是取决于肺泡和肺泡毛细血管里的氧气和二氧化碳的分压梯度，该梯度又取决于肺泡的通气量是否正常。比方说，无效通气是指肺泡气体交换顺畅，但是存在肺灌注不畅或肺血管堵塞等血流问题，这时虽然肺泡和肺泡毛细血管的氧气和二氧化碳的压力是平衡的，但这一交换过程的血流量太少，少到不足以保证机体所有部分的气体交换都能够顺畅地完成。又如，当肺泡通气不足（肺泡萎陷）而肺泡血流正常，此时流经肺泡的血流中有部分也不能进行气体交换，这种情况称为肺内分流。所以气体交换要想顺畅且完全，就必须让血流（Q）和通气（V）维持一定的比例。这一比例若是不协调，原因有二，一是肺内分流，二是无效通气。若出现肺内分流，肺泡可增大通气或通过缓冲来弥补二氧化碳的排出，此时 $PaCO_2$ 的数量不会增长；$PaCO_2$ 的数量若是降低了，则是因为没通过肺氧合的分流血进入了，这时候一定要添加浓度更高的氧气，才能避免低氧血症的发生。

（四）肺外分流

并不是所有的低氧血症都可以通过吸氧来解决，有一些就无法解决，像先天性心脏病、早期新生儿动脉导管和卵圆孔还没解剖就闭合、呼吸系统自身病变导致的通气和弥散问题、肺病变使得肺动脉增压即 PPHN，导致卵圆孔和动脉导管出现水平的右向左分流，低氧血症和肺病变比例不一。

四、缺氧与二氧化碳潴留对人体的影响

脏器功能异常的原因，可能有高碳酸血症、低氧还有引发的酸中毒。机体的代偿性反应，是指轻度的低氧以及高碳酸血症导致的心输出量和心率的增强。一旦缺氧无上限，细胞的能量代谢就急剧恶化，肿胀随之出现，进而使得脏器功能衰竭。若能量代谢无法第一时间回旋，细胞坏死就无法挽回了，身体机能也会渐渐由内而外地衰败。

五、临床表现

（一）呼吸困难

呼吸困难是指呼吸的频率不一，节奏和幅度不定。外周性呼吸衰竭是指呼吸困难、三凹征症状显著、呼吸急促，晚期却展现出呼吸变浅、类似喘息的状态。中枢性呼吸衰竭是指呼吸节奏出现显著不正常，且伴有间歇性、潮式还有啜泣式呼吸。

（二）发绀

发绀现象产生的根源是氧气含量的缺少，一旦血液中的氧气浓度小于85%时，人体的皮肤组织和黏膜组织出现发绀现象，也就是通常所见到的嘴唇发绀。

（三）精神神经症状

急性的呼吸衰竭表征显著，比如精神错乱、昏迷、狂躁、意识障碍、抽搐等，均是由氧气缺乏和二氧化碳滞留导致。二氧化碳滞留严重者，会出现锥体束征阳性、腱反射弱化或丧失等。

（四）循环系统症状

重度缺氧还有二氧化碳滞留表现为血压降低、休克还有心输出量降低；进而导致肺动脉压力增大，心脏衰竭，体循环淤血等。

（五）消化系统症状

重度呼吸衰竭的后果有胃肠道黏膜出血、糜烂、充血肿胀，应激性溃疡，进而导致呕吐和大便出血、腹部胀痛，还可能影响肝脏功能。

（六）泌尿系统症状

肾脏功能出现问题，可能是由于肾小球还有肾小管的缺氧导致，出现蛋白尿或者尿中有管型细胞和红细胞。

（七）原发疾病的表现

原发疾病中的呼吸急促现象，经常会在儿童身上出现，治疗时要以儿童的病情为基础，同时要注意有无需要紧急处理的呼吸系统急症，如异物吸入，张力气胸，大量胸水，大片肺不张或大量痰堵等。

六、诊断

（一）呼吸衰竭的诊断

医学上治疗呼吸衰竭症状时，常用的方法是血气分析，综合评析患病儿童的病症状况，以患病儿童的建档病例为基础，从临床表现入手，将相关的检查项目数据进行整理和评价，而不是单纯地依靠血气表现开展治疗活动，必须时刻注意患病儿童的呼吸状况，及时进行评估。

医学上判断呼吸衰竭疾病的血气症状的类型有：Ⅰ型呼吸衰竭，PaO_2 降低［儿童＜ 8.0kPa（60mmHg），婴幼儿＜ 6.67kPa（50mmHg）］。Ⅱ型呼吸衰竭，PaO_2 降低的同时伴 $PaCO_2$ 升高［儿童＞ 6.67kPa（50mmHg），婴幼儿＞ 6.0kPa（45mmHg）］。

具有发生呼吸衰竭潜在可能的原发病，当出现有缺氧的临床表现时应该及时全面对患者进行全面评估，及时获取血气资料。医生若是遇到意外性的幼儿突发事件，不应一味等待血气分析报告，而是应综合幼儿缺氧反应，迅速给出应急诊断和治疗。

医生在诊断时，切忌不能把气促患者误诊成呼吸衰竭。患者气促时会增大呼吸阻力，具体表现为呼吸障碍、气短、鼻翼会一动一动的，吸气时胸骨和肋骨都会上下凹陷，此时虽有呼吸困难，但不等于发生了呼吸衰竭。换句话说，呼吸衰竭的患者症状并非上面所言，早期表现为呼吸频率较快，且呼吸困难的表现较为明显，而晚期的表现为呼吸节奏较慢且类似喘息样。而中枢性呼吸衰竭，表征为呼吸节奏一时一变，需仔细辨别。

这里所说的血气分析法不仅可以初步确诊呼吸衰竭疾病的爆发，而且也是病情评估的重要指标。但是在进行结果分析时一定要结合临床表现，尽可能排除各种可能的干扰因素，还要注意新生儿、婴幼儿的血气结果有其独有的特征，因此不同年龄患者呼吸衰竭的诊断应根据该年龄组血气正常值判断：忽略婴幼儿与儿童的不同，而应用同一标准诊断呼吸衰竭是不妥的。

$PaCO_2$ 可以反映患者的通气功能，当患者通气功能障碍时 $PaCO_2$ 增高；PaO_2 反映换气功能，如果患者肺的换气功能障碍则 PaO_2 减低。如果 PaO_2 下降而 $PaCO_2$ 不增高提示患者的当前状态为单纯换气障碍。

$PaCO_2$ 增高提示患者通气不足，同时可伴有一定限度 PaO_2 下降，此时不能简单地认为患者合并有换气障碍，而应该计算肺泡 / 动脉氧分压差（P_AO_2/PaO_2）。还可以简便地计算 PaO_2+PaCO_2 之和，当两者之和低于正常血压值时，患病儿童的置换氧气的行为受到影响，需要吸入大量的氧气。

根源于通气不够的呼吸衰竭，又可分为中枢性和外周性。其中中枢性呼吸衰竭临床表征常为呼吸节奏不正常，比如吸气性呼吸障碍，肺部气体分布异常，呼吸节奏变慢；常见呼吸道阻塞，胸部呼吸幅度受限，外周性病变（颈、胸器质性病变）引发的通气不够，患者多伴有显著的呼吸困难症状。

呼吸衰竭症状的病因是换气功能产生功能性障碍，判断功能性障碍的程度和范围时，必须综合考虑氧气的吸入量和 PaO_2 的浓度值。

（1）发生弥漫性功能障碍时，患病儿童体内的氧气含量很低，同时 PaO_2 的含量很高，若 PaO_2 的含量有所下降时，氧气的呼吸量和血液的流入量的比值会出现问题；若 PaO_2 的含量不变，则会出现肺部血液流通的失衡现象。

（2）还可以根据吸入高浓度（60% 以上）氧后患者 PaO_2 的改变，初步判断肺内分流量的大小。对于呼吸衰竭的患者，临床医生应综合很多情况来进行诊断。比方说，判断氧输送能力，要综合其血红蛋白含量还有机体的循环能力。又比如，不能只根据 PaO_2 来衡量氧气供应是否充足，还要结合代谢所需的氧含量和供能情况，再综合血液的乳酸数值，看一下乳酸是否有堆积，另外还可以将剩余碱（BE）的含量作为一个判断因素。还可加入一些其他因素，像是 pH、HCO_3^- 等一些气血分析的指标，进一步通过仪器分析血气变化，综合临床表征，来判断患者的代偿状况。急性呼吸衰竭的代偿需要 5—7d 时间，因此要注意患者既往呼吸和血气改变，才能对目前病情做出准确判断。

新生儿呼吸衰竭的判断更为复杂，迄今尚无统一的诊断标准，需要结合临床和实验室多方面的指标进行判断。临床表现包括：呼吸困难（呻吟、三凹征），中心性发绀，顽固呼吸暂停，肌张力明显降低，呼吸频率＞ 60 次 /min。

（3）血气分析指标包括：

①在 FiO_2 为 100% 时 PaO_2 ＜ 60mmHg 或氧饱和度＜ 80%。

② $PaCO_2$ ＞ 60mmHg。

③动脉血 pH ＜ 7.25。还有人认为凡是需要接受机械通气（不包括 CPAP）的新生儿均可考虑有呼吸衰竭。

要注意，单凭血气分析结果中显示的血氧分压降低和二氧化碳分压增加就定义新生儿呼吸衰竭是不够全面的。低氧可由呼吸衰竭引起，但也可以由先天性心脏病或心力衰竭所致，所以不能单纯以低氧血症就断定患者需要呼吸支持。高碳酸血症是判断呼吸衰竭相对可靠的指标，$PaCO_2$ 进行性增高（＞ 60mmHg）伴动脉血 pH 下降（＜ 7.25）是需要辅助机械通气的指征。

（二）呼吸衰竭的评估

1. 临床评估

儿童，尤其是婴幼儿、新生儿的呼吸系统代偿能力有限，因此呼吸衰竭的发生和进展常较迅速，不易早期发现，故早期认识呼吸衰竭很重要，只有早期发现或尽可能预测呼吸衰竭，才能避免气体交换障碍的发生和恶化。当怀疑患者有呼吸衰竭时，应对患者的通气状态进行快速评估，包括呼吸运动的强弱、呼吸频率、是否存在上呼吸道梗阻。此外，要注意患者是否存在低氧及高碳酸血症时引起的意识状态改变，如少哭少动、嗜睡与激惹等。在处理已出现的呼吸衰竭伴低氧时，不必等待患者只吸空气状态下的血气分析结果，而应该立即纠正低氧血症，并针对引起呼吸衰竭的原发病进行诊断和治疗。

2. 肺气体交换状态评估

PaO_2 降低和 $PaCO_2$ 增高伴 pH 降低是诊断呼吸衰竭的重要指标，可反映通气和氧合状态。但 PaO_2 还可能受心脏右向左分流的影响，而 $PaCO_2$ 可能在慢性碱中毒时代偿性增加，这些情况本身并非呼吸系统问题，因此，不能仅凭血气分析指标异常就诊断为呼吸衰竭。当患者因呼吸衰竭需要用氧时，单凭 PaO_2 不能完全反映患者低氧限度和判断肺部病变的恶化或好转，此时应结合患者 FiO_2 值进行评估，如肺泡 – 动脉氧分压差（$A-aDO_2$），$A-aDO_2=（713mmHg×FiO_2）-[（PaCO_2/0.8）+PaO_2]$。当肺弥散功能正常时肺泡氧分压（$P_AO_2=713mmHg×FiO_2-PaCO_2/0.8$）与 PaO_2 的差值很小（＜ 10mmHg），而肺部疾病严重时，会影响气体弥散，此时 P_AO_2 与 PaO_2 差值增大，另外，当存在肺内或肺外（心脏水平）分流时，也是如此，差值越大提示疾病限度越重。因此该指标可以作为病情转归的动态评估指标。

综上所述，在评估氧合状态时需要同时考虑 PaO_2 与给氧浓度，而 PaO_2 能反映呼吸衰竭的严重限度及其变化趋势，并能做出定量判断。另外，在临床上还可以用 P_AO_2/PaO_2 或 P_AO_2/FiO_2 比值作为呼吸衰竭严重限度的评估指标，其意义与 $A-aDO_2$ 类似，P_AO_2/PaO_2 或 P_AO_2/FiO_2 比值越小提示肺部疾病越重。

动脉血 $PaCO_2$ 水平可以直接反映肺泡通气量的状态，它受 FiO_2 的影响很小。$PaCO_2$ 显著增高往往是需要机械辅助通气的指征。判断是代谢性还是呼吸性酸碱平衡紊乱时需要结合血 pH 与 $PaCO_2$ 才能得出正确判断，这在呼吸衰竭的正确评估中十分重要。

七、治疗原则

呼吸衰竭的治疗原则：打通呼吸道，使呼吸顺畅，进行正常氧气的吸入活动，呼吸支持，通气受到阻碍的症状得到缓解，找出呼吸困难病症的病因和治疗方法，时刻检测心脏等器官的运作情况。

（一）保持呼吸道通畅

维持初始状态是保障呼吸顺畅的基本方法，主要有以下几种：

（1）将病患放置在平坦地面，不改变病患的仰卧姿势，稍稍抬起病患的下颌，使病患的嘴部处于微张状态。

（2）检查口腔内的异物，清理从口腔进入气管的分泌物。

（3）若是病情严重到一般手段无法解决，则需创建人工气道，创建方式有三：简便版、气管插管版，还有气管切开版。简便版应用于插管硬件条件不足，且情况危急时，设施分为三部分：有口咽、鼻咽通气道，还有喉罩，另外两种人工气道的创建需要一定的硬件条件。

（4）当患者有支气管痉挛时，需积极使用支气管扩张药物（如 β_2 肾上腺素受体激动剂、糖皮质激素、抗胆碱药、茶碱类药物）。

（二）氧疗

1. 吸入氧浓度

纠正缺氧是保护重要器官和成功救治呼吸衰竭的关键，但要避免长时期高浓度给氧引起氧中毒、急性肺损伤和 ARDS，尤其是新生儿和早产儿。因此氧疗的原则为：以尽可能低地吸入氧浓度确保 PaO_2 迅速提高到 60mmHg 或经皮动脉血氧饱和度

（SpO$_2$）达 90% 以上。Ⅰ型呼吸衰竭可用较高浓度（> 35%）给氧迅速缓解低氧血症。对于伴有高碳酸血症的Ⅱ型呼吸衰竭，关键的治疗方法是适度提供氧气，并防止 CO$_2$ 气体在体内的滞留。

2. 吸氧装置

（1）鼻导管或鼻塞：这是不妨碍病患者童正常生活，又是最直接的治疗方法，此时，儿童体内的氧气活动量和氧气吸入量之间的公式为：吸入氧浓度（%）=21+4× 氧流量（L/min），但易受患者呼吸影响使吸入氧浓度不恒定。除此之外，氧气的活动量过高时，鼻子内部的黏膜组织会受到不良的影响，所以，必须保证氧气流量值小于 2L/min。

（2）面罩和头罩：优势在于可灵活吸氧量，且浓度波动较小，鼻黏膜的刺激性也较小；劣势在于患者可能会因此导致食欲消减、咳痰，使患者心理状态更加害怕。

（三）呼吸支持

呼吸支持是指提升通入氧气的浓度量，调低二氧化碳的滞留量。

1. 呼吸兴奋剂

多应用于呼吸肌性能正常，但病症为中枢性呼吸抑制，且通气量不够的发病患者，此时气道的通畅对于患者来说十分重要，若气道不畅，则呼吸肌会瘫软，二氧化碳滞留量急剧增加。不适用于肺换气功能不畅的患者，还有并发症为脑缺氧、水肿等抽搐多发的患者，用药多维洛贝林和尼可刹米，虽患者很少用，但药不能停。

2. 机械通气

当通气和换气的机能都有着严重障碍时，就需要器械来予以帮助。通过器械的帮助，机体可以留存数量适当的肺泡通气量、PaCO$_2$ 的含量也会下降，肺部的换气功能会有所改善，呼吸肌的损耗降低，功能也能尽快得到改善。

（四）病因和诱因治疗

鉴于呼吸衰竭的病因多样，在避免该疾病自身风险的基础上，需按照病因，对症下药，针对性治疗才能让疾病好转，呼吸衰竭才能得到治愈。

（五）其他重要脏器功能的监测与支持

及时调整机体酸碱度还有电解质的平衡度，注重机体调节，为机体供应充足且适当的养分，以维持机体健康。呼吸衰竭常常会危害到全身器官，所以应每时每刻注重观测，还要预防 MODS，即多器官障碍综合症。

（六）呼吸机治疗

鼻或面罩无创正压通气的方法，施行比较容易，这种方法不需要有创人工气道。如此一来就能缩小机械通气的严重并发症发生的概率，所以这种治疗方式，很适用于新生儿的呼吸治疗，但棘手的是，患病的儿童通常不配合治疗。

不同的病症，气管插管机械通气的指征也不同，通常呼吸衰竭的儿童，在内科中的治疗效果不是很乐观甚至会更加严重，当患者出现了呼吸不规则、呼吸道分泌物过多导致阻塞气道，咳嗽和吞咽反射明显减弱或消失的症状时，应该以气管插管的方式进行救治。

1. 气管插管

操作简单，创伤较气管切开为小。通过口插管的方法比较容易，但其弊端是气管导管不容易固定。通过鼻腔插管的方法比较容易固定，但其缺点是，导管容易给鼻腔造成损失，并且吸痰没有口插管容易。插管以后要把牙垫和气管插管固定好，防止气管插管滑入支气管，同时要减少气管导管的移动。从而减少对喉咙的伤害，也要注意患者的呼吸道是否顺畅。如果气管导管长期留于患者体内，会导致喉咙受到严重损伤，所以气管导管停留在患者体内的时间应控制在 7d 以内，如需要更长时间保留气管导管则应该考虑气管切开。这种方式有积极的一面也有消极的一面，首先将气管切开便于吸取器官中形成的痰，同时对于进食也无妨碍，这种方法能够有效地减少呼吸道压力，降低无效腔压力；另一方面来说，这种手术创伤相对来说较大，较大的创伤带给肺部和气管感染以及损伤等并发症的机会就会大大增加。因此对于气管切开这种治疗方法的适用性，根据年龄和病种的不同是有差异的。如果将年龄较小的婴儿气管切开，其并发症会比较多，所以尽量不采取这个方法。但是症状如果在一周之内没有好转，也应采取切开气管的方法进行治疗。

2. 机械通气

一般采用呼吸机来进行治疗。呼吸机能够减少呼吸时带给呼吸肌的负担，改善人体的通气功能以及换气功能，同时有利于保持时刻畅通的呼吸道。

（1）应用呼吸机的指征：当患者出现呼吸衰竭，以至于难以靠自身来维持气体的交换时，应尽快使用呼吸机进行治疗。

其中适应症包括以下几点：

1）发生严重的呼吸困难情况，使用传统的保守治疗方式完全无效果、情况无法改善。

2）呼吸出现衰竭并且继续恶化，人体意识出现恍惚以及功能障碍。

3）呼吸变得极其微弱，且呼吸的次数频率出现明显的减少，肺部的呼吸声音明显降低。

4）严重中枢性呼吸衰竭，频繁或顽固的呼吸暂停。

5）吸入高浓度氧气亦难于缓解的发绀（需除外心脏或血红蛋白异常引起的发绀）。

6）严重惊厥状态影响呼吸。

7）需要维持良好的呼吸功能以保证氧供应和通气的疾病状态，如心源性肺水肿、严重代谢性酸中毒等。禁忌证：张力性气胸、大量胸腔积液未进行闭式引流前，肺大泡。

血气分析对决定应用呼吸机时机有重要参考价值。吸入 60% 氧时 $PaO_2 < 8.0kPa$（60mmHg）；急性呼吸衰竭患者 $PaCO_2 > 8.0kPa$（60mmHg），慢性呼吸衰竭时 $PaCO_2 > 9.3kPa$（70mmHg）可考虑应用呼吸机。但不能简单地把上述血气数值当作应用呼吸机的标准，而应该结合原发病及患者具体情况做出判断。在临床上，能够在患者血气改变还没有达到以上数值，但是通过对其原发病和其具体病况进行分析考虑时，采用呼吸机，但是也有部分患者的血气数值已经超过了上述数值，可选择保守治疗。如果患者处于多发性神经根炎，合并呼吸肌麻痹、先天性心脏病术后等情况时，为了保护其呼吸系统，保护其新功能，通常在 $PaCO_2$ 未增高前，就开始使用呼吸机。有些时候即使 PaO_2 下降较明显，但 $PaCO_2$ 不高，患者呼吸情况尚可，就能够通过吸氧解决，不是必须要用呼吸机。

机械通气的并发症包括通气过度，通气不足，气道压力过高或潮气量过大可导致气压伤（如气胸、纵隔气肿或间质性肺气肿）和心输出量下降、血压下降等循环功能障碍。气道导管长期安置，可并发呼吸机相关肺炎（VAP）。

（2）呼吸机的类型：通过吸气转换至呼气的方法，能够把呼吸机分为定压型、定容型和定时型三种。定压型呼吸机输入的气体，达到设置的压力时，会把送气转换为呼气。定容型呼吸机每次输入的气量是一样的，当送气达到设置的容量时，呼吸机就会把送气转换为呼气。定时型呼吸机是通过设置的时间，给患者输送氧气。现如今在临床上使用的呼吸机功能多种多样，能够自主选择呼吸模式，其保护设置也非常安全。

婴儿呼吸机：婴儿呼吸特点与成人差别很大，对呼吸机要求与成人和儿童就有着很大不同。婴儿适用的呼吸机的特点是定时、限压、恒流型。此类呼吸机能够在一定时间内间歇地正压送气，当设置的压力达到后，不会像通常的呼吸机一样把送气转为呼气，而是依然保持该压力水平，等设置的吸气时间达到后，就会转换为呼气模式；设置的呼气，依旧按照设置的压力向患者供气，从而达到让婴儿自主呼吸的目的。

（3）呼吸机通气模式：呼吸机分为控制通气与辅助通气两种。控制通气是指患者的呼吸由呼吸机控制，呼吸机能够通过设置的呼吸频率、吸气峰压、呼气末压、吸气时间、呼气时间等参数均匀地输送氧气；辅助通气是由患者自身的吸气做功，启动呼吸机通过设置参数输送氧气。

临床常用的通气模式如下：

1）呼气终末正压（PEEP）：这种模式的原理和 CPAP 模式有相似之处，即在呼气的末期，始终维持一定的正压，有利于帮助保持肺泡的扩张状态，同时提高 PaO_2。PEEP 可以在 PaO_2 指标下降较多，以及对于吸入氧浓度改善情况不太明显时进行应用。PEEP 的指标范围设置在 $0.3—0.8kPa（3—8cmH_2O）$ 之间最为适宜，压力指标过高，有可能阻碍静脉血流回到心脏，加大了气压对于心脏损伤的概率。

2）间歇强制呼吸（IMV）：患者能够得到设置参数的强制机械通气以外，在呼吸机不进行正压通气时，因为呼吸机还在供气，所以患者能够自主呼吸。所以 IMV 通气方式比较适合有一定自主呼吸能力的患者使用。如果患者的病况逐渐转好，就可以逐渐减少强制呼吸的次数，从而让患者更多地自主呼吸，最终达到完全由患者自主呼吸的目的。

3）同步间歇强制通气（SIMV）：强制通气一直和自主呼吸相同步，通过传感器感知到患者的吸气动作后，会触发呼吸机进行氧气输送，这种通气方式和呼吸生理相似，在临床上使用很多，使得 IMV 模式逐渐地被替代。

4）压力支持通气（PSV）：利用患者的吸气，来启动呼吸机输送氧气，用设置的压力支持水平，来帮助患者吸气，吸气的时间和呼吸的频率都可以控制调整。这样的送气方法能够充分发挥患者自身呼吸功能，促进呼吸肌的恢复。

5）高频通气：这是一种近于或小于潮气量，但又高于正常通气频率的维持方式的气体交换。在治疗呼吸衰竭的患者时，偶尔可以解决难题。通常使用的高频通气有两种：高频喷射通气和高频振荡通气。这种方法通常适用于：进行支气管镜事物检查，气胸、支气管胸膜瘘，间质性肺气肿，ARDS、肺水肿、新生儿 RDS、手术后呼吸功能不全等症状，以及在常规机械通气无效时可以进行使用。

（4）呼吸机初设参数及调节：

1）影响通气的因素：通气决定 $PaCO_2$ 水平，对 PaO_2 也有一定影响。①呼吸频率。一般情况下采用正常的呼吸频率次数作为标准（儿童 20 次 /min、婴儿 40 次 /min），若患者能够进行一定的自主呼吸，应采用较低的呼吸频率次数标准。②潮气量。对于潮气量的使用，应大于正常潮气量（8—15mL/kg 体重）。首先肺部病变会对潮气量产生一定的影响，其次机械无效腔和漏气，对吸入气体也会产生一定的影响。③通气压力。一般情况采用能够维持有效通气情况的最低压力值［肺内轻度病变时压力值标准 1.5—2.0kPa（15—20cmH$_2$O），中度病变时压力值标准 2.0—2.5kPa（20—25cmH$_2$O），重度病变时压力值标准 2.5—3.0kPa（25—30cmH$_2$O）］。PEEP 水平可分为：生理水平标准 PEEP 0.2—0.3kPa（2—3cmH$_2$O），中度水平标准 PEEP 0.4—0.7kPa（4—7cmH$_2$O），高水平标准 PEEP 0.8—1.0kPa（8—10cmH$_2$O）。高水平标准 的 PEEP 可能会影响呼吸循环，增加了气胸的压力，因而临床中很少会使用。④流速。为了保持呼吸中持续不断的气流，至少要将标准设定为实际通气量的 2 倍，一般在 4—10L/min。⑤吸 / 呼比。通常在 1∶2 至 2∶1，个别病例可达 1∶3 或 3∶1。

　　调节呼吸频率和潮气量是改变通气量的两种途径。在潮气量一定时，通气压力的大小，通常受肺顺应性和呼吸道阻力的影响，也与流速和吸与呼的比率相关。一般来说，流速越大，潮气量也就越大，压力也会越高。虽然吸气时间长对肺泡的扩张有好处，但同时也会导致循环阻力的增加。

　　2）影响氧合的因素：①氧合作用决定 PaO$_2$ 水平。吸入的氧浓度不宜超过 60%—70%；如果氧气浓度为 80%，那么吸入时间不应超过 24h；如果氧气浓度为 100%，那么吸入时间最好不要超过 2h，这是为了防止氧气中毒，但不能矫枉过正，因担心出现氧中毒的情况，而让患者死于缺少氧气，所以需要根据实际情况分析。②平均气道压，一般初始设定值为 8—12cmH$_2$O。若想提高 PaO$_2$，最直接有效的方法是增加吸入氧浓度。这种方法能够缓解通气或换气障碍情况，改善吸入氧分压，提高氧合效果。但是若已经提高吸入氧的浓度，患者 PaO$_2$ 数据改善的情况不太明显，就应该考虑另外一种方法，即增大肺内分流。其中一般常用的增加平均气道压的方法有：a. 增加 PEEP 标准；b. 倒置吸 / 呼比（延长吸气时间）；c. 提高通气时的压力。

第三章 感染性疾病

第一节 流行性乙型脑炎

乙脑是流行性乙型脑炎的简称，属于一种急性的传染性疾病，蚊虫叮咬会造成乙型脑炎病毒的传播，进而引发脑部的实质性炎症发作。临床上该病症主要表现为意识障碍、身体抽搐、高热、脑膜刺激，以及病理反射征。乙脑的重症患者容易出现中枢性的呼吸衰竭，临床死亡率较高，可达20%—50%，并且患者容易出现严重的后遗症，因此，此类急性传染性疾病对人类的健康存在着严重的威胁。

一、流行病学

（一）病原体

乙脑病毒是流行性乙型脑炎的病原体，这种病毒对于酸、乙醚，以及温度都较为敏感，在100℃的环境下2min即可灭活，在56℃的环境下灭活需要30min。但该病毒耐受干燥和低温，在干燥、冰冻的环境下，将其保存于4℃的冰箱内仍可存活数年。

（二）传染源

乙脑属于自然疫源性的疾病，人畜可共患。当乙脑病毒侵入人体后，病毒血症期持续的时间较短，血液中病毒的含量较少，因此该疾病的主要传染源并非人类而是猪。其他家畜如牛、马、驴、狗，甚至鸟类也可能被感染，然后成为该疾病的传染源。

（三）传播途径

乙脑传播的主要媒介是蚊虫，蚊虫叮咬会将病毒感染给动物或人类。其中，传播性最强的蚊种叫三带喙库蚊。蚊子感染乙脑病毒10—12h后就可进行传播。此外，研究现已证实，蚊卵可实现乙脑病毒的传代，在羽化的幼蚊中可被分离。乙脑病毒的储存宿主是蚊虫，并且可以作为长期宿主携带乙脑病毒过冬。

（四）人群易感性

人类容易感染乙脑病毒，尤其是不满 10 岁的儿童，更容易发生隐性感染，但临床发病的情况较少，因而表现出高度的散发性。因为人体感染此疾病后，会具有免疫力，因此，重复出现感染的概率较小。

（五）流行特征

流行性乙型脑炎在较多的地区都可以流行，但在农村的发病率要高于城市，在山区的发病率要高于沿海地区。发病时间上，我国主要集中于每年的 7—9 月，在此期间的发病数量占到全年发病量的 80%—90%，冬季和春季此病少发。发病人群主要为 10 岁以内的儿童。

二、发病机制

当携有乙脑病毒的蚊虫叮咬人体之后，该病毒会经人体的淋巴管或皮肤部位的毛细血管侵入到单核巨噬细胞系统内，并开始繁殖，繁殖完成后继续入侵血液循环系统，引发人体的病毒性血症，然后入侵人体的血管，还会侵入到其他器官，比如心脏、肺部、肾脏、肝脏等，导致人体出现全身性的各种病变。人体是否具有足够的免疫力和防御力，是乙脑病毒能否引发人体疾病的决定因素。病毒的数量及毒性对发病也能起一定作用，且与易感者临床症状的轻重有密切关系。当人体具有足够的免疫力时，若感染乙脑病毒，则会成为隐性的感染，先呈现程度较轻的病症，然后会终身具有对该疾病的免疫力。当人体的免疫力降低时，并且所感染的病毒数量较多，或者毒性较强，那么病毒就会通过血液循环侵入到人体的中枢神经系统中，而人体神经细胞中包含的酶及营养物质就会成为病毒繁殖的"温床"，从而导致人脑的实质性变化，较为明显的是人脑基底核病变、大脑皮质病变，以及脑干部位的病变；病变较轻的部位包括小脑、脑桥，以及延髓；而病变最轻的是脊髓。主要的病变包括：

（1）人体血管内皮细胞受到损害，引发脑实质以及脑膜中的小血管充血、扩张、出血并形成血栓，血管周围分布的套式细胞也被浸润。

（2）神经细胞出现变性坏死，发生液化并溶解之后，会出现大小不一的软化灶，这些软化灶呈现筛状分布。

（3）胶质细胞出现增生现象，发展成为胶质的小结。有些患者会出现严重的脑水肿，颅内压不断升高从而导致脑疝的出现。

三、临床表现

潜伏期 5—15d。在潜伏期内，大部分患者并无明显的症状或症状较为轻微，一般表现为隐性的感染，只有极少数的患者会表现出中枢神经系统的特殊症状，比如发生惊厥、高热、意识出现障碍等。对于较为典型的病例，可将病程划分为四个阶段：

（一）初期

在发病初期，患者的体温会快速上升，通常在 39℃—40℃，还伴随有呕吐、恶心和头痛的症状。有表达能力的儿童会自诉头痛，而无表达能力的婴幼儿通常会呈现出腹泻症状。由于此时患者神经系统的各种症状尚不明显，因而常被误诊为上呼吸道感染，还有少部分患者会出现颈项的抵抗感、神志较为淡漠，以及易激惹等状态。

（二）极期

在此期间，大约病程会持续 3—10d，患者的毒血症状会进一步加重，而且会出现明显的脑损害症状。

患者的体温还会持续性上升，直至超过 40℃。在起病初期发生的一些症状会进一步加重，患者的意识会出现明显的障碍，表现为嗜睡、昏睡的状态，严重者会出现昏迷现象，昏迷的程度越深，持续昏迷的时间越长，病情越严重。最早出现神志不清的状态为起病的第 1—2d，在第 3—8d 期间最为常见。症状严重者会表现出强直性痉挛、全身不自主抽搐或者强直性瘫痪，有少部分患者会表现为软瘫。病情严重者会因脑水肿、脑疝、缺氧、脑实质病变、颅内高压而引发中枢性的呼吸衰竭。患者在临床上会表现出以下状态：呼吸不规律、双吸气、叹息式呼吸、呼吸暂时停止、潮式呼吸等，最严重的是呼吸停止。对病人的身体进行检测，表现为瞳孔对光照的反应变得迟钝，甚至毫无反应，瞳孔开始散大，提睾以及腹壁的反射消失，深反射表现为亢进状态，锥体束征的病理性呈阳性。

（三）恢复期

恢复期内的患者在 2—5d 内体温可逐渐恢复到正常状态，精神状态和神经系统的各种症状也会逐步转好。症状较重的患者，仍然会有四肢痉挛、痴呆、面部瘫痪、反应迟钝、吞咽较为困难等症状，但是，经过半年的积极治疗，大多数可恢复。

（四）后遗症期

有少部分重症患者经过半年的治疗，仍然会有精神和神经方面的各种症状，此症状属于后遗症，主要表现为失语、痴呆、癫痫、意识障碍、瘫痪等。经过治疗可以有所恢复，但恢复的程度不同。而癫痫的后遗症会伴随患者终生。

四、并发症

重症患者因为吞咽和咳嗽的反射能力减弱，有的甚至会有功能消失，加之部分患者会出现昏迷，这些状态都容易引发肺炎；若患者无法顺利排出呼吸道内的分泌物，则会引发肺不张；若患者的口腔卫生得不到保证则容易引发口腔溃疡；若患者卧床的时间较长，则容易导致压疮的出现。

五、实验室检查

（一）血常规

在血常规检查中，白细胞的数量通常在（10—20）×10^9/L，病程初期中性粒细胞数量占比在 80% 以上，之后淋巴细胞占据主导，有些患者的血象检查结果始终显示正常。

（二）脑脊液

颅内脑脊液的压力不断增大，肉眼观察呈微混浊状或无色透明状，所含的白细胞大多为（50—500）×10^6/L，有个别患者的白细胞数量可达 $1000×10^6$/L 以上。病程早期患者体内的中性粒细胞较多，之后淋巴细胞开始增多，而氯化物呈正常值，糖的含量正常或偏高，蛋白质含量有轻微的升高。有少部分患者病程初期的脑脊液检查显示正常。

（三）病毒分离及病毒基因检测

可从发病一周内去世患者的脑组织中提取到乙脑病毒，还可以使用免疫荧光从去世患者的脑组织中发现病毒的抗原。但是，很难从去世患者的血清或脑脊液中提取到病毒。近年来，乙脑病毒感染病例的诊断也引入了 PCR（聚合酶键式反应）的方法。

（四）血清学检查

1. 特异性 IgM 抗体测定

测定特异性 IgM 抗体的手段主要有：一是间接免疫荧光法；二是 2-巯基乙醇（2-ME）耐性试验；三是 IgM 抗体捕获酶联免疫吸附测定。患者患病后的 3—4d 内即可检测出特异性 IgM 抗体，患病后的第二天即可在脑脊液中测到特异性 IgM 抗体，时至发病后的第二周，特异性 IgM 抗体达到峰值，可据此做出早期的诊断。

2.其他抗体的检测

特异性抗体的检测方法有以下几种：一是中和试验；二是补体结合试验；三是血凝抑制试验。在针对乙脑的流行病学开展调查时经常用到上述检测方法。

六、其他辅助检查

在针对乙脑的 CT 检查、MRI 检查中，可见患者的双侧丘脑呈现出对称性的病变。有 56% 的患者可以通过 CT 检查发现异常，基底神经部位和丘脑会呈现出低密度影。有时也能发现基底神经的出血症状。通过 MRI 检查可见患者双侧丘脑出现异常改变，有乙脑的明显提示。

七、诊断要点

（一）流行病学资料

流行性乙型脑炎具有较为明显的季节性，通常会在 7 月、8 月、9 月三个月集中发病，并且常见于 10 岁以内的儿童，但是，目前已经有感染成年人的趋势。

（二）临床主要症状和体征

临床上流行性乙型脑炎的特征主要表现为头部疼痛、呕吐、高热、意识出现障碍，以及脑膜刺激征等。患者发病 3—5d 后将会出现惊厥，有的会出现昏迷症状，严重者将引起呼吸衰竭。表 3-1 为临床上不同类型的诊断表。

表 3-1　乙脑临床分型诊断

	轻型	中型	重型	极重型
体温	< 39℃	39℃—40℃	40℃左右	40℃—41℃
神志	清楚	嗜睡，烦躁	昏迷	深昏迷
惊厥	无	偶有	常有	频繁，持续
脑水肿	无	轻度	重度	极重，有脑疝
呼吸衰竭	无	无	较轻	严重
后遗症	无	无	常有	严重

（三）实验室检查

结合血常规、脑脊液、血清抗体 IgM 阳性等检查结果即可做出早期诊断。

八、鉴别诊断

（一）中毒性菌痢

中毒性菌痢多发于夏季和秋季，这与流行性乙型脑炎的发病季节类似，但中毒性菌痢的起病要急于乙脑，中毒性菌痢患者通常会在发病后的一天内出现高热、身体抽搐、休克及昏迷现象。而乙脑患者极少出现休克症状，暴发型乙脑除外。此时使用1%—2%的盐水对患者进行灌肠，若出现脓血便或脓性便，则能确诊为中毒性菌痢。

（二）化脓性脑膜炎

化脓性脑膜炎一旦发病，进程非常迅速，症状较重的患者在发病后1—2d内就会出现昏迷，有明显的脑膜刺激征，皮肤上会出现瘀点。脑脊液中性粒细胞占比在90%以上，并且较为混浊，经过培养可发现致病菌。脑脊液周围血象中的白细胞数量增多现象较为明显，中性粒细胞占比会达到90%以上。若属于流行性脑膜炎，也会呈现出季节性的特点。化脓性脑膜炎早期的症状不明显，此时容易与乙脑相混淆，需要对病情进行密切的观察，并且对脑脊液进行复查。

（三）结核性脑膜炎

结核性脑膜炎无明显的季节性，病程延续时间较长，起病较为缓慢，患者通常有过结核病病史。对脑脊液进行检查后，可见氯化物与糖均有所降低；将薄膜进行涂片或对脑脊液进行培养后，可发现结核杆菌。另外还可借助结核菌素试验、眼底检查，以及胸部X线摄片来进行诊断。

（四）其他

应将其他一些病症与乙脑相区别，诸如恶性疟疾、腮腺炎脑炎、病毒性脑炎、中暑、脊髓灰质炎等。

九、治疗

现阶段在临床上还没有针对流行性乙型脑炎的特效药物，但可以尝试使用干扰素、利巴韦林等药物。可以采取的措施是对症进行治疗并对患者进行精心护理。主要是降低体温、防止抽搐、避免出现呼吸衰竭。

（一）一般治疗

流行性乙型脑炎患者需要住院接受隔离治疗，所居病室内须有用于降温的设施，并且有防蚊措施，室温应当维持在30℃以下。要注意为昏迷患者清理口腔，并且保护好患者的角膜，避免出现角膜溃疡。要定时为患者拍背、翻身、吸痰，避免出现继发性的肺部感染。要保持患者的皮肤清洁，避免出现压疮。为患者适当补充钾盐，避免出现酸中毒，但不能过量输液，否则容易引发脑水肿。要给予患者容易消化的半流食或流食，食物热量较高，维生素含量也要充足。若患者无法自主进食，则应通过静脉进行补液；若患者处于昏迷状态，则应进行鼻饲。

（二）对症治疗

乙脑患者的生命会受到三大威胁：一是高热；二是抽搐；三是呼吸衰竭。这三大威胁经常会形成一种恶性循环，因此，在抢救乙脑患者时，务必要控制好上述三种症状。

1. 高热

若患者出现高热症状，应当主要采取物理式降温的手段，以降温药物作为辅助，并保持适当的室内温度，将患者的肛温维持在38℃左右，此时可采取乙醇擦拭、冰敷，以及用冷盐水进行灌肠的方式来降温。避免出现脑水肿、抽搐，以及脑缺氧。同时也要注意避免因大量使用退热药物引起患者大量出汗而导致虚脱。若患者出现高热并且伴有抽搐，可使用亚冬眠的方法进行治疗，为患者注射异丙嗪和氯丙嗪，剂量为每次各0.5—1.0mg/kg，每4—6h注射一次，同时与物理降温措施相配合，疗程可持续3—5d。

2. 惊厥或抽搐

若患者出现惊厥或抽搐症状，可给予其止痉和镇静类药物，如苯巴比妥钠、水合氯醛、苯妥英钠等，要寻找到引发惊厥的原因，并采取对症措施。

（1）若患者为脑水肿所引发的惊厥或抽搐，则需要配合脱水的药物进行治疗。此时可用20%的甘露醇，剂量为1.0—1.5g/kg，通过静脉注射于20—30min内将药物注射完毕，如有必要，间隔4—6h后可重复注射。与此同时，给患者搭配使用肾上腺皮质激素，如呋塞米等，避免脱水药物使用后出现反跳。

（2）若患者因换气困难或因分泌物堵塞呼吸道而引发脑细胞缺氧，则需要为患者进行吸氧，保持其呼吸道的通畅，如有必要可将患者的气管切开，帮助其加压呼吸。

（3）因高温所致者，应以降温为主。

3. 呼吸衰竭

需要针对引起呼吸衰竭的原因进行对症治疗。若患者是因为脑水肿引发的呼吸衰竭，可以使用脱水药物进行治疗。若发生中枢性的呼吸衰竭，并出现呼吸节律不整、呼吸浅表或者发绀症状时，可配合使用呼吸兴奋药物，比如山梗菜碱，小儿每次0.15—0.2mg/kg，静脉注射或静脉滴注，亦可用尼可刹米、山梗菜碱、二甲弗林等，可交替使用。若患者出现较明显的缺氧症状，可使用高频呼吸器通过鼻导管进行治疗。若需改善患者体内的微循环，令脑水肿的症状所有减轻，则可使用血管扩张类药物，如东莨菪碱，小儿的用药量为每次0.02—0.03mg/kg，将药物稀释于葡萄糖溶液中，为患者进行静脉滴注，每15—30min一次，并可重复使用，时间为1—5h。另外，还应当使用适量的抗菌药物，以避免在治疗过程中出现细菌感染。如有必要可对患者行气管切开手术或气管插管，以保证患者呼吸道畅通。

4.循环衰竭的处理

若患者出现循环衰竭的症状，可使用强心药，令患者的血容量得到补充，同时配合使用升压药，维持好病人体液的电解质平衡及酸碱平衡。

（三）肾上腺皮质激素治疗

目前，是否应当给患者实施肾上腺皮质激素治疗尚存争议。有些研究者认为，肾上腺皮质激素能够帮助退热，具有抗炎功能，令患者毛细血管的通透性降低，具有缓解脑水肿的作用。同时，也有一些研究者认为，肾上腺皮质激素会对人体的免疫功能产生抑制作用，会令继发性感染的概率上升，且疗效并不确定。因此，不应使用此类药物，该药应当只用于重症患者的发病早期阶段。

（四）恢复期及后遗症处理

一是加强对患者的营养供给，做好日常护理，防止出现压疮和继发性的感染；二是引导患者进行肢体功能的锻炼，同时对语言功能、智力，以及吞咽功能也应进行及时锻炼；三是可通过针灸、理疗、高压氧等手段配合进行治疗，佐以中药口服；对震颤、肢体强直等可用镇静药，若患者发生癫痫，则按照癫痫的处理方法进行治疗。

第二节　疱疹性口炎

疱疹性口炎是因口腔黏膜发生感染所引发的疾病，其病因是单纯疱疹病毒感染，多见于1—3岁幼儿，也可发生在较大儿童，临床上以出现簇集性小水疱为特征，有自限性，易复发。

一、流行病学

疱疹液、唾液和飞沫是单纯疱疹病毒主要的传染途径，还有一些间接的传染途径，如衣物和餐具、食物等。主要通过破损的皮肤、生殖器黏膜、眼结膜、鼻子、口腔、呼吸道等传染方式进入到人体内部。春、冬季为单纯疱疹病毒的感染高发季节。常见于学龄前儿童，越小的孩子，口腔的症状表现越严重，全身反应越剧烈，具有自限性。

二、临床表现

（1）发热症状突然发生，局部出现疼痛感而引发流涎，患者拒绝进食，产生烦躁情绪。

（2）舌下黏膜、面颊、唇内和舌头为疱疹的主要分布区域。病症最开始出现红色的小点，然后很快变为淡黄色的溃疡，有些不规则的大溃疡是由几个小溃疡融合而成。灰白色膜状物在病情好转时，容易出现在溃疡上面，也叫做纤维性渗出。颌下淋巴结炎和齿龈炎经常伴随疾病出现。患病几天后，发热和疼痛症状会减轻或者消退，整个病程大约持续1—2周，但是淋巴结肿大需要2—3周的时间恢复正常。

三、实验室检查

（一）血常规检查

在血常规检查中，白细胞的数量正常，有时会略低于正常值，淋巴细胞有所增多。

（二）组织病理检查

取疱疹底部组织，多核巨细胞会在其染色后出现，嗜伊红病毒小体出现在细胞核内部，通过电镜观察细胞核，在中间位置可以看见六角形单纯疱疹病毒。

四、诊断

（1）6个月至5岁的婴幼儿及儿童好发疱疹性口炎。

（2）疱疹性口炎的起病较急，发病初期患者大多伴有发热症状，体温可能达到38℃—40℃，患者的淋巴结会发生肿大，有压痛感，有流涎现象，拒绝进食，并会产生烦躁情绪。

（3）通过查体可见患者的唇内部、齿龈部、舌部、颊部黏膜处有簇状或单个的小疱疹，直径约2mm，疱疹周围呈现红晕，一旦破溃即成为溃疡，疱疹表面常有黄白色的分泌物覆盖，多处溃疡可发生融合，有时会延伸至咽喉部、舌部和软腭。

（4）针对患者的临床表现，大多数病例较易诊断，最终确诊可借助疱疹病毒检查。

五、鉴别诊断

（一）疱疹性咽炎

疱疹性咽炎多发于夏季和秋季，柯萨奇A组病毒是主要病因，疱疹的主要发生部位包括软腭、悬雍垂，以及咽腭弓处，偶见于舌部，但通常不会出现于颊黏膜及齿龈，患者的颌下淋巴结会出现肿大。

（二）口炎型口疮

口炎型口疮大多为单独分布的小溃疡，病程会出现反复，无发疱期，溃疡的分布位置主要为口腔黏膜处，并且是角化程度不高的黏膜处，不会引起牙龈炎，患者的皮肤不会受到损害。

（三）手足口病

手足口病的病因是柯萨奇A6病毒感染，患者的口腔黏膜、手掌、足底出现散在水疱和丘疹，水疱和丘疹的数量不等，水疱位于口腔内，容易发生溃破，最终成为溃疡。

（四）多形性红斑

多形性红斑是一种急性的皮肤黏膜炎症，患者的口腔黏膜会出现充血和水肿，有的会出现水疱和红斑，水疱容易发生溃破，产生糜烂面，糜烂处会因渗出物形成假膜。

六、治疗

需对患者加强日常护理，保持其口腔的卫生，保证充足热量的供应，局部以对症治疗为主。

（一）一般治疗

保持口腔清洁、加强护理，避免应用刺激性药物和食物。要尽量多饮水，给患者食用较清淡的流质或半流质食物，要密切关注患者的身体情况，包括尿量是否出现变化，避免发生体内酸碱以及电解质的紊乱。

（二）药物治疗

1. 抗病毒治疗

可给予患者利巴韦林10mg/（kg·d），通过静脉滴注，连续治疗5—7d，也可口服伐昔洛韦，每日2次。对于症状较为严重的患者，可每日静脉注射阿昔洛韦10mg/kg，连续治疗3—5d。还可以让患者服用板蓝根冲剂以及黄连口服液等中成药。

2. 局部治疗

可在疱疹患处涂擦利巴韦林、阿昔洛韦、疱疹净等具有抗病毒效果的药物，还可以每日喷涂2次锡类散、西瓜霜、蒙脱石粉，对黏膜加以保护。若患者疼痛较为严重，可在患处使用2%的利多卡因进行涂抹，以减轻疼痛感，但不能大量服用药物。还可以在患者的口腔内涂抹金霉素鱼肝油，以防止出现继发性的感染。

3. 对症治疗

若患者出现高热症状，可叮嘱患者口服布洛芬，每次 5—10mg/kg，或口服对乙酰氨基酚，每次 10mg/kg，根据患者的具体病情，持续治疗 4—6d，必要时可以重复用药。若高热引发惊厥时，应积极止痉，可缓慢静脉推注苯巴比妥钠 10mg/kg。

4. 抗生素治疗

若患者出现合并细菌感染，则应选用敏感性的抗生素进行治疗，如头孢菌素类抗生素及阿莫西林等。

（三）其他治疗

低热可采用物理降温，如冷敷、温湿敷、乙醇擦拭等退热。若患者的病情较为严重，必须卧床休息并治疗，进食困难者可静脉输液，补充维生素 B、维生素 C 等。

第三节　手足口病

手足口病（HFMD）是一种传染病，是肠道病毒引发的，五周岁以下的婴幼儿是本病的高发人群，患病儿童会发热，并且在手、足和口腔处会出现溃疡或者皮疹，少数患者会出现一些并发症，比如无菌性脑膜脑炎、肺水肿、心肌炎等。有 20 多种可引发手足口病的肠道病毒。最常见的有肠道病毒 71 型，还有柯萨奇病毒 A16 型。

一、流行病学

（一）传染源

手足口病的患者以及隐性感染者都是手足口病的传染源，其中，患者主要是病毒流行期间的传染源。发病后的 1—2 周后，病毒会从咽部排出，3—5 周后，病毒会从粪便排出，疱疹液破裂会导致大量的病毒流出。流行期这种病毒的主要传染源是轻型散发病例患者和带毒者。

（二）传播途径

传播的途径主要是通过人与人之间的直接密切接触。在患者的咽部、口中的唾液和分泌物中会存在病毒。这种病毒既可以通过空气飞沫传播，也可以通过被病毒污染的工具和手进行传播。如果水源被病毒污染，那么，喝饮用水后也可能被传染。与此同时，在医院门诊，该病毒也可能通过消毒不严格的医疗器械传播，或者交叉感染。

（三）易感人群

手足口病由肠道病毒引起，人普遍容易被感染，患病之后会产生免疫，各个年龄段的人都可能被感染。然而，这种病毒的显性感染是隐形感染的 1%，对于成年人来说，基本上都因隐性感染而获得过抗体，所以，幼儿园和托儿所是手足口病的高发场所，主要患者是 3 岁以下的幼儿。

（四）流行方式

从分布来看，手足口病没有地区性，分布十分广泛。发病时间不固定，四季都有可能，但是秋季和夏季患病者比较多，冬季比较少。暴发流行后散在发生是手足口病的特征，集体感染容易在幼儿园、托儿所等手足口病流行期间出现，此外，家庭中也会出现集体感染现象。在医院的门诊，如果口腔器械没有经过严格的消毒，就会出现传播和交叉感染。幼儿园和托儿所发病率较高，手足口病易流行和感染，有着复杂多样的传播途径，大面积感染可在非常短的时间内形成，传播速度非常快。

二、临床表现

HFMD 属于一种肠道性的病毒疾病，这种疾病与其他肠道病毒感染症状类似。从最初的无明显症状或症状较为轻微，至严重的并发症甚至死亡均可发生。潜伏期为 3—4d，大多数并无预先的各种症状，而是突然发病。通常会有 1—3d 的持续低热期，体温约为 38℃。手足口病通常发于足部、手部、口部和臀部。疹子不像药物疹、不像蚊虫咬、不像口唇牙龈疱疹、不像水痘，所以又称四不像；而且临床上更有不痛、不痒、不结痂、不结疤的四不特征。最先在口腔出现水疱或粟米样的斑丘疹，也叫口腔黏膜疹，疹的周围出现红晕，两颊和舌部比较常见，也常出现于唇齿侧。凸出或者平的水疱或者斑丘疹出现在手和足部位，不痛不痒，疱疹的形状是圆形或者椭圆形的，扁平凸起，疱疹内部液体比较混浊，大小像黄豆粒，不痛不痒，消退后不会留下痕迹。斑丘疹在 5d 左右时颜色由红逐渐变暗，最后消失。同一个患者身上并不一定全部出现手部、足部、口部的症状，少数患者可泛发全身，特别是一些婴儿好发于臀部。皮疹以及水疱一般会持续一周，在一周内都会消退。发病期间患者会出现拒绝进食、流涎，以及情绪烦躁的现象。

三、并发症

手足口病主要表现于口腔和皮肤，少数患者会出现水疱以及泛发性丘疹，心肌炎、脑炎、无菌性脑膜炎随之发生。要注意加强发病时的临床监测，白细胞升高如果不明原因且没有其他病灶查出，这预示着可能出现心肌炎，需要特别注意。相比 Cox

A16 型手足口病，无菌性脑膜炎更容易发生在肠道病毒 EV71 型引起的手足口病中，睡眠不安、易烦躁、呕吐、颈部僵硬、头痛、发热等为此病的主要症状，非特异性红丘疹偶有出现，也可能会出现点状出血点。两岁以下的患者经常出现中枢神经系统症状。

四、实验室检查

（一）血象

在血象检查中，患者的白细胞数量以及中性粒细胞的数量在大多数情况下都为正常值。

（二）病毒分离

从患者的口中提取唾液，并从水疱中提取液体进行无菌化处理，然后分别接种到：

（1）豚鼠的脚掌皮之内，经过 4—5d 后再进行观察，发现豚鼠的足趾间也出现了水疱。

（2）小鼠的脑内以及乳鼠的腹腔之内，发现小鼠、乳鼠均出现死亡。

（3）对小牛的肾脏以及猪的肾脏细胞进行培养后，若发现细胞病变，就是分离出了口蹄疫病毒，接下来需要借助特异性血清来鉴别病毒的类型。

（三）血清学试验

血清学试验中，最为敏感的是补体结合试验，通常在发病后的 10—20d 即可获得阳性结果。

五、诊断要点

手足口病的诊断依据主要包括：一是实验室的各种检查；二是患者的临床表现；三是流行病学的相关资料，需要有病原学的检查依据才能够确诊。

（1）在夏季和秋季多发。

（2）主要发病群体为儿童，更易在婴幼儿集聚的场所发病，而且具有流行的趋势。

（3）病发初期患者会出现发热症状，血液中的白细胞数量会有所上升，随后患者的足部、手部、口腔等部位的皮肤及黏膜会出现疱疹及丘疹。

（4）手足口病的病程通常较短，大多一周内即可痊愈。

六、鉴别诊断

HFMD 需与疱疹性咽峡炎、单纯疱疹等相鉴别，见表 3-2。

表 3-2 各种病毒性口腔、黏膜水疱病的鉴别

疾病	年龄	皮疹形态	部位	全身症状
疱疹性咽峡炎	儿童	散在针头大的水疱	咽喉、扁桃体	38℃—40℃
疱疹性齿龈口炎	1—6 岁	散在 2—5mm 水疱	唇、齿龈、口腔	发热、倦怠
手、足、口病菌	1—2 岁	少数散在较大水疱	口腔前部黏膜、口手足部对称水疱	微热不适，疼痛

七、治疗

（一）对症治疗

HFMD 的症状不严重，有比较好的预后，需要注意的是让患者充分休息和加强护理，饮食上可以配食稀粥、豆奶、米汤等，还可以添加适量的冷饮，经常漱口，使用 0.1% 氯己定溶液或者淡盐水，服用维生素 C、维生素 B_1、维生素 B_2。要注意观察患者的身体状况，如果出现神经系统症状，要及时降低颅内压。

（二）抗病毒治疗

可使用病毒灵、利巴韦林（病毒唑）等药物进行抗病毒治疗。

（三）中医中药治疗

治疗上可使用抗病毒颗粒、板蓝根颗粒或者口炎宁颗粒，尤其是在幼儿园和托儿所出现集体发病现象时，及时服用中草药，治疗效果很好。

（四）局部用药

口腔溃疡用药常为含片和一些糊剂。溃疡糊剂中含有利多卡因和珍珠粉，对溃疡的愈合能起到促进作用。华素片和西瓜霜可用于年龄较大的患者，让患者放在嘴中含化。

第四节　水痘－带状疱疹

水痘－带状疱疹病毒（VZV）会引起水痘和带状疱疹，是一种具有传染性的皮肤病。首次被 VZV 感染时表现为水痘，在婴儿和幼儿中比较常见。这是一种急性的传染性皮肤病，症状为全身出现疱疹。病毒可以潜藏于病人体内，当人体免疫力下降时，病毒将再次被激活，出现带状疱疹，这种现象在老年人中比较常见。

一、流行病学

（一）传染源与易感人群

水痘和带状疱疹的传染源为发病期的患者，人类普遍容易被这种病毒感染，因其具有很强的传染性，没有感染过 VZV 的儿童为易感人群。病毒在病愈后可能长时间潜伏于神经内，在十年后会有一部分患者复发，表现为带状疱疹。

（二）传播途径

本病的传播途径为空气传播患者的飞沫和气溶胶，还有直接接触疱疹液，具有很强的传染性，胎儿可以通过胎盘被患病的孕妇传染。

（三）流行特征

一年四季水痘都可能发病，但是春初冬末比较常见，3 月为发病高峰期，在儿童比较多的公共场所比较容易传播，并且流行开来。对于带状疱疹来说季节性特点并不明显。

二、病因与发病机制

水痘 – 带状疱疹病毒只有一个血清型，那就是疱疹病毒亚科，对酸和热不耐受，抵抗力也比较弱，该病毒对乙醚、空气干燥剂、去垢剂都比较敏感，并且难以在痂皮中存活。病毒通过上呼吸道经呼吸道黏膜复制后进入人体血液中，之后到达单核 – 巨噬细胞系统内，在此系统内增殖后再次进入血液中，进而引起病毒血症，导致病发，而病毒的间歇性播散，则容易导致分批出现水痘的皮疹。表皮棘细胞气球样肿胀、变性为水痘的皮损表现，形成了胞核内嗜酸性包涵体，多核巨细胞由相近的细胞合并形成，然后渗出组织液，单房性水疱形成，有大量的病毒存在于疱液内，病愈后不会留下疤痕。变态反应性炎症可能在患者的大脑、血管内皮、胰腺、心肌、胃肠道、肾上腺、脾、肝、肺等多种组织内发生。有的患者会出现水痘性肺炎，间质性炎症广泛分布于患者的肺部，存在散在灶性坏死炎变区，肺泡可能会出现出血的情况，有包涵体的多核巨细胞、红细胞、纤维蛋白性渗出物存在于细支气管和肺泡中。单核细胞浸润在细支气管和肺间质的外围。有的患者会出现水痘性脑炎，会出现脑血管周围淋巴细胞浸润和间质血管周围脱髓鞘性改变，脑组织可能会出现点状出血以及变性坏死。

三、临床表现

（一）典型水痘

（1）前驱症状可有发热，大多在39℃以下。

（2）皮疹特征在发热后的1—2d或者发热期间会出现皮疹。最开始出现斑丘疹，而后细小红色斑疹成批出现。疱疹在一天或者数小时后出现，形状为椭圆形，有红晕在周围，大小不一。几天后，疱疹慢慢结痂变干，再过几天就会自行脱落，不会留下痕迹。在分布上，头皮和躯干比较多，会痒。可能会同时存在结痂、疱疹、斑丘疹三种形态，水痘疹是最典型的。小红丘疹也会出现在结膜、咽部、口腔，然后发展成疱疹，最后破裂形成溃疡。

（二）不典型水痘

不典型水痘少见，可有以下类型：

1.出血性、进行性和播散性水痘

在应用肾上腺皮质激素或其他免疫抑制药物治疗的患者中比较常见。血性渗出会出现于出血性疱疹中，或者会在皮肤上出现瘀斑。进行性水痘一般会持续两周以上，播散性水痘患者会出现严重的全身中毒症状，皮疹布满全身。

2.大疱型水痘

大疱为多个小疱疹融合而成，严重的话，皮疹处的皮肤会坏死，皮下组织也会出现坏死现象，形成坏疽型水痘，患者的全身症状较为严重。

3.先天性水痘综合征或新生儿水痘

孕妇在生产前的四天内患有水痘，胎儿出生后5—10d会发病，容易出现播散性水痘，严重的话，可能会出现婴儿死亡。先天性水痘综合征有智力低下、白内障、视神经萎缩、肢体萎缩、瘢痕性皮肤病、出生体重低等表现，与此同时，也容易出现继发性细菌性感染。

（三）带状疱疹

（1）发病前阶段，乏力、低热是主要症状，在即将出疹的地方会有灼热和疼痛感，如果患有三叉神经带状疱疹，可能会出现牙痛的症状。腰部或者胸腹部带状疱疹在本病中最常出现，三叉神经带状疱疹次之。

（2）最开始的时候会有红斑出现在脸部，形状为椭圆形或者不规则形，数小时之后，红斑上会出现水疱。几天后水疱结痂，再过一到两周结痂脱落，留下的色素也会逐渐消失，不会留下痕迹，损伤程度不超过中线。老年人痊愈一般需要4—6周，也有个别患者会持续八周以上。

（3）通常患者口腔黏膜的受损较为严重，疱疹较为密集，溃疡面积也较大，舌部、唇部、面颊、腭部通常只会在单侧出现疱疹。第一支除了额部之外，可累及眼角黏膜，甚至失明；第二支累及唇、腭及颊下部、颧部、眶下皮肤；第三支累及舌、下唇、颊及颏部皮肤。

四、并发症

并发症少见，偶有下列并发症。

（一）继发性皮肤细菌感染

继发性皮肤细菌感染是较常见的并发症。比较常见的致病菌包括化脓性链球菌和金黄色葡萄球菌，症状表现为败血症、急性淋巴结炎、皮疹化脓性感染、丹毒等。

（二）水痘脑炎

水痘脑炎出现的概率很低，不到 0.1%，出疹后的 3—8d 为高发期，会出现呕吐、头痛、感觉异常等症状，还会伴随一些小脑症状，如语言障碍、眩晕、眼球震颤、共济失调等。病情严重的可能会出现昏迷、瘫痪、惊厥。病愈后可能会出现精神异常、癫痫和智力发育低下等，死亡率为 5%—25%。

（三）水痘肺炎

新生儿和免疫缺陷的患者常出现水痘肺炎，正常的儿童比较少见。不严重的情况下几乎没有症状，严重的情况会出现呼吸困难、发绀、咯血、胸痛、咳嗽、高热等。会存在较少的哮鸣、湿啰音和干啰音，胸部体征不突出，在 X 线胸片上可以观察到双肺弥漫性结节状阴影，比较明显的部位是肺底和肺门处。

五、实验室检查

（一）疱疹刮片检查

刮取新形成水痘的基地组织进行涂片，通过吉姆萨或瑞氏染色放置显微镜下进行观察，可以看到多核巨细胞及核内包涵体。

（二）免疫学检查

对疱疹液中的疱疹病毒抗原和疱疹基底刮片进行直接免疫荧光法检查，还可以对血清中带状疱疹抗体进行检查，如果在患病期间抗体效价升高四倍，甚至四倍以上，那么诊断有效。

（三）病毒分离或电镜检查

可对相应标本进行采集，如脑脊液、痰液等，把疱疹病毒从中分离出来。还可以对疱疹液中的疱疹病毒直接通过电镜进行检查。PCR 技术是近几年来新开发的技术，可以快速地检测出标本中的病毒基因，对于早期诊断非常有帮助。

六、诊断要点

（1）典型水痘具有如下特点：

1）患者曾有过水痘的流行性病史，或接触过其他水痘患者。

2）婴幼儿为主要患病人群，出现发热症状后的 1—2d 内全身会出现向心性的皮疹。

3）在起病后的 1—2d 内，患者的皮疹会经历先为斑疹，再为丘疹，继而为疱疹，然后枯干结痂的阶段，各阶段不同形态的皮疹可并存于患者身体的同一部位。

4）典型疱疹的形状呈卵圆形，外壁较薄容易溃破，中央部位不存在脐凹，若不发生继发性的感染，也未出现化脓，通常痊愈后不会留下瘢痕。

（2）患者所出现的黏膜疱疹通常会沿着单侧神经支的方向分布，并伴有较严重的疼痛感，根据以上特征较易做出诊断。

七、鉴别诊断

（一）丘疹性荨麻疹

红色丘疹为皮疹症状，质壁坚硬，痒感较强，没有红晕，也不会出现结痂，分布于躯干或者四肢，不会出现在口腔和头部。

（二）脓疱病

化脓性疱疹不会分批出现，在黏膜处不出现，不表现为全身症状，疱疹液可以培养出细菌。

（三）手足口病

手足口病是由柯萨奇病毒引起，伴有疱疹或丘疹，会出现发热症状。然而，皮疹只出现在手足口处，不会出现在头部、面部和躯干，皮疹分布不集中，也不会结痂。

八、治疗

需要加强对患者的护理，做好隔离工作，避免出现传染，并针对所出现的症状进行对症治疗，预防并发症的出现。

（一）一般治疗

在疱疹全部结痂变干之前，应隔离患者，叮嘱患者充分卧床休息，食物要容易消化，以便维持电解质和液体的平衡状态。要注意勤换衣物，皮肤要保持清洁，为了避免抓坏疱疹引发感染，要把指甲剪短。

（二）对症治疗

对于高热的患者，要服用布洛芬、乙酰氨基酚等退烧药，不要使用阿司匹林，以防出现 Reye 综合征。可对哭闹和特别痒的患者使用异丙嗪等镇静类药物以及抗组胺类药物，患处用龙胆紫或 1% 炉甘石洗剂进行涂抹，也可以使用阿昔洛韦软膏。对于痛觉明显的带状疱疹患者，可以使用镇痛药。

（三）抗病毒治疗

利巴韦林、伐昔洛韦、更昔洛韦、阿昔洛韦为常用的抗病毒药物。

1. 利巴韦林

每日口服剂量为 20mg/kg，一日 3 次，连续使用 5—7d，普通患者适用此药物。

2. 伐昔洛韦

普通患者每日口服剂量为 10mg/kg，每日 2 次，连续使用 5—7d。

3. 更昔洛韦

若患者出现重症水痘，而且伴有并发症且患者的免疫力较低，则应使用更昔洛韦给予静脉滴注，剂量为每日 10mg/kg，每隔 12h 滴注一次，连续治疗 5—7d。

4. 阿昔洛韦

可给普通患者使用阿昔洛韦，剂量为每日口服 20mg/kg，一日 4 次，连续服用 5—7d。若患者的症状较重，免疫力受到损害或有并发症出现，则应通过静脉进行滴注，剂量为 20—30mg/kg，每隔 8h 进行一次静脉滴注，连续治疗 5—7d。

（四）免疫制剂

麻疹减毒活疫苗治疗水痘效果明显。可给予患者肌内注射，每日注射 1 次，一共注射 1—2 次，使疱疹快速结为干痂，并且可以避免再次出现新的疱疹。

（五）营养神经药物

带状疱疹患者需配合使用。常用药物：维生素 B_{12}，每日 1 次给予肌内注射，剂量为 0.15mg；维生素 B_1，每日 1 次给予口服 10mg，每日 3 次。

（六）其他治疗

1. 皮肤疱疹继发感染

使用百多邦等抗生素软膏涂抹在局部，配合服用抗生素，如果出现严重的中毒症状，并伴有体温升高，可以采用静脉注射抗生素予以治疗。

2. 并发水痘肺炎

通过静脉注射上面所说的抗病毒药物，如果出现继发细菌感染症状，可以服用抗生素以及化痰止咳药物。

3. 并发水痘脑炎

通过静脉注射上面所说的抗病毒药物，对不同的症状采取相应的治疗方法，如降低颅内压、甘露醇脱水、止痉、退热等。

第四章　儿童急性白血病

儿童急性白血病的诊断主要是依据临床表现、血象及骨髓象等临床病症，也可依据白血病的细胞学、免疫学、细胞遗传学和分子生物学的特征来进行分类。目前，对儿童白血病诊断的准确率达 90% 以上。

一、临床表现

儿童白血病的临床特征是由于正常造血细胞生成减少而导致反复的发热、感染、贫血及出血等；同时尚有由于白血病细胞的浸润导致肝、脾、淋巴结肿大，骨痛，以及其他器官的病变。

约半数以上患者急性起病，主要表现为贫血、发热及感染等症状。少数患者慢性起病，表现为乏力、食欲减退、精神不振、面色苍白并日趋明显。此外还可出现轻微出血现象。

（一）发热与感染

急性白血病患者的感染往往和发热一起发生。多数患者起病时即有发热，热型多不规则，热度高低不等，一般不伴寒战。发热原因之一是白血病性发热，多为低热且抗生素治疗无效；另一原因是感染，如发热时体温 > 38.5℃时多伴有感染而加重发热。中性粒细胞绝对计数 < 0.5×10^9/L 时易并发细菌或真菌感染。由于患者特异性及非特异性免疫功能均降低，感染易发展为败血症。常见的感染部位有：呼吸道、消化道、皮肤、肛周、软组织及泌尿道等。病原体以细菌多见，尤其是革兰氏阴性杆菌。近年来表皮葡萄球菌及肺炎支原体感染有增加趋势，深部真菌的发生率亦明显增加，偶可发生卡氏肺囊虫肺炎。

感染的机制如下：

（1）中性粒细胞数量减少及功能缺陷：白血病细胞抑制骨髓正常粒系祖细胞的生

成，再加上化疗药物对骨髓的抑制毒性，造成粒细胞减少、缺乏，同时粒细胞的趋化、游走、吞噬及杀菌等功能均降低，从而不能产生正常的炎症反应而导致感染且极易扩散。

（2）免疫缺陷：由于使用化疗药物及肾上腺皮质激素，会使得免疫系统紊乱，减少免疫球蛋白合成，导致补体缺乏以及细胞免疫功能障碍，进而会导致机体的防御能力降低发生感染。

（3）皮肤上的黏膜屏障遭到破坏，病原体更加容易入侵到人体中。

（4）长期在医院住院，受到院内细菌感染的影响，并且细菌还可以产生耐药性。

（二）贫血

初诊时，大部分的急性白血病患者会有比较明显的贫血症状，通常表现为首发症状，然后会出现苍白、乏力、心悸及活动后气促等相继加重的现象，最严重时会出现死灰苍黄、颜面水肿及衰竭等。其机制表现为：

（1）白血病细胞会对正常的造血干细胞以及红系祖细胞产生抑制作用，减少红系细胞的生成数量。

（2）导致骨髓所造的血无效。

（3）在溶血的过程中，受到破坏的红细胞数量增加。

（4）细胞 DNA 的合成会受到一些化疗药物的影响。

（5）各种急慢性失血。

（三）出血

以皮肤和黏膜出血多见，表现为紫癜、瘀斑、鼻出血、齿龈出血及消化道出血，严重时可有血尿、便血以及弥散性血管内凝血（DIC）等。偶见颅内出血，为引起死亡的重要原因之一。急性非淋巴细胞白血病 M3 型的治疗初期极易并发弥散性血管内凝血而致命。出血的发生机制为：

1.血小板减少及质量异常

当血小板 $< 5 \times 10^9$/L 时极易产生严重出血，同时伴有血小板的黏附、聚集和释放功能异常，以及血小板膜糖蛋白 Ⅰ b、Ⅱ b/Ⅲ a 异常。

2.凝血障碍

若缺乏凝血因子，尤其对于急性早幼粒细胞白血病患者来说，若早幼粒细胞出现异常，细胞中就会含有促凝性的物质，经过较大剂量的化疗，就会引起出血。

3. 血管壁异常

血管壁出现异常的原因是大剂量化疗、白血病细胞感染、浸润，以及体内存有毒素等，特别是白血病细胞大量增加，会引起小静脉以及小动脉中的白血病细胞出现堆积，白细胞不断瘀滞，引发患者的出血。

4. 抗凝物质增多

通常患有急性白血病的儿童，其体内肝素或者肝类的物质会明显增加，在发生细菌感染后，会大量释放多糖体，这些多糖体具有抗凝作用，从而加剧患者的出血症状。

（四）白血病细胞浸润表现

1. 淋巴系统浸润

急性白血病患者 50% 以上出现不同程度的肝、脾及淋巴结肿大，最明显的是急性淋巴细胞白血病和急性单核细胞白血病，这两种症状会发生明显的呼吸困难和静脉回流受阻等现象。同时，消化道功能也会因为肝脾大而产生食欲不振，腹胀以及体重减轻等功能障碍。

2. 骨、肩、膝、腕及踝等关节疼痛

部分患者红肿并不明显，出现关节性疼痛，并且伴有胸骨压痛。其原因是：

（1）骨膜受到白血病细胞的不断浸润。

（2）出现骨髓坏死和骨梗死的症状。

（3）所患的高尿酸血症导致患者的痛风发作。

（4）患有溶骨性粒细胞肉瘤。

绿色瘤属于急性粒细胞白血病中较为特殊的一种，男性的发病率要明显高于女性。发病时，白血病细胞会浸润患者的肋骨、颅骨、眶骨，以及肌肉、肝脏、肾脏等，在身体的某些部位出现绿色瘤。此瘤切面呈绿色，暴露于空气中绿色迅速消退。

3. 中枢神经系统浸润

白血病细胞侵犯脑实质和（或）脑膜时即引起中枢神经系统白血病（CNSL），以蛛网膜和硬脊膜浸润最为常见，急性淋巴细胞白血病（ALL）更易并发脑膜白血病，可引起白血病的复发。

4. 睾丸浸润

睾丸浸润引起病症的可能性为 10%—40%，均于诊断后 13 个月发生。临床表现为局部肿大、触痛，阴囊皮肤可呈红黑色，体检有时可能会出现单侧肿大，但镜检可见双侧浸润，透光试验阴性，如果想要确诊必须依赖于活检。

5. 皮肤浸润

皮肤浸润在新生儿白血病患者以及急性髓性白血病患者中最为常见。患者身体上会出现浅红色的小丘疹，并有瘙痒感，这就是白血病疹，还会出现结节、剥脱性的皮炎，以及斑丘疹。

6. 口腔浸润

常见于急性单核细胞白血病，表现为巨舌、口腔溃疡、牙龈肿胀、口咽部淋巴结及扁桃体、唾液腺肿大等。

7. 其他系统浸润

白血病细胞浸润心肌，可致心肌炎、心律失常甚至心衰。若有肺部浸润，加上感染及白细胞瘀滞，可引起肺部病变如胸膜炎等，严重时可出现呼吸窘迫综合征、肺动脉栓塞及肺梗死等。此外，还可出现胃肠道、肾、内耳及阴茎等浸润症状。

（五）伴随症状

1. 高尿酸血症

高尿酸血症及尿酸性肾病最初表现为呕吐、嗜睡，进而出现少尿、昏睡、抽搐等肾功能不全症状或输尿管结石引起腹痛、血尿、尿浊，以及尿中含黄色沉渣等，实验室检查见血浆尿酸＞ 20mg/dL，尿中尿酸＞ 10mg/dL。

2. 血锌缺乏症

锌缺乏主要表现为知觉减退、食欲减退、发育迟缓及皮肤黏膜交界的肛周、舌根见黑色痂皮等。

二、实验室检查

（一）外周血象

刚开始诊治的时候，外周血白细胞计数高低不一，可能会随着外界环境的变化出现增加或降低的现象，白细胞增多的患者会出现原始细胞和幼稚（早幼）细胞百分比显著增多的症状，如果没有出现白细胞增多，则有可能出现极少数甚至没有原始和幼稚细胞出现的情况。白细胞可增可减。可以确诊为白血病的最有力的证据就是细胞的外周血中出现白血病细胞。80% 的急性白血病患者会出现中等贫血的症状，大多为正细胞正血色素性贫血，并且会随着病情的加重愈加明显。个别情况下，会出现红细胞大小不等、嗜碱性点彩、多染性红细胞及巨幼红细胞，网织红细胞数常减少的情况；极少数情况下，会在外周血中见到有核红细胞。血小板多数减少，＜ 25×10^9/L 时可发生严重出血。

（二）骨髓象

骨髓象为确立诊断和评定疗效的重要依据。急性白血病患者初诊时骨髓象增生度大多数为极度活跃或明显活跃，典型的骨髓象为该类型白血病的原始细胞及幼稚细胞极度增生。约 1% 的急性髓细胞白血病骨髓活检呈增生减低，称为低增生性急性白血病，但分类中原始细胞比例增高。原始细胞和幼稚（早幼）细胞大小不一，多数体积增大，核浆比例明显增大，细胞核形态不规则，核染色质粗糙，分布不均，核仁大而明显，核分裂象多见，核浆发育失衡。而趋向于稍成熟的细胞少见，杆状核及分叶核粒细胞尚有保留，呈现所谓"裂孔"现象。一般白血病细胞（原始＋早幼）＞0.30，高者可达 0.80—1.0，即可见裂孔现象。正常情况下，造血细胞如红细胞系及巨核系会因为受到抑制而急剧减少。在特殊情况下，可以进行骨髓穿刺，或者在骨髓增生极度降低的情况下，需要做活检，这对于后期治疗和预防都有特殊意义。

（三）影像学表现

此为非特异性改变。X 线检查不仅可以选择胸部，而且可以选择头颅 X 线正侧位片。胸片上经常会伴随着肺门淋巴结肿大和纵隔肿块，当白血病患者出现肺部浸染的时候，可以看到斑状阴影。

当中枢神经系统白血病出现一定范围的颅内浸润时，可以根据 CT 检查观察到局灶性浸润阴影，并依据检查做出精确的定位诊断。进行腹部 B 超检查可发现肿大的淋巴结及其他病灶；必要时，应该做骨 X 片或骨 CT 或骨 MRI 检查，会发现有骨质疏松及骨干骺端近侧出现密度减低的横线或横带，这就是"白血病线"。

三、鉴别诊断

在对急性白血病进行诊断时，应注意排除下述疾病：

（一）出血倾向明显或非白血病性白血病

这种病症需与血小板减少性紫癜、再生障碍性贫血及粒细胞缺乏症相鉴别。通常情况下，急性血小板减少性紫癜表现为：第一，多在 $20 \times 10^9/L$ 以下，不仅其寿命会缩短，形态异常，而且可见大型血小板、颗粒减少和染色过深，骨髓检查巨核细胞数增多或正常，有成熟障碍；第二，脾脏不增大或仅轻度增大；泼尼松治疗有效。然而，再生障碍性贫血最为突出的临床表现就是贫血，一般无肝、脾大，外周血血象可见全血细胞均减少，骨髓象见多部位增生减低，粒、红系及巨核细胞明显减少且形态大致正常。在药物或某些感染引起的粒细胞缺乏症的恢复期，骨髓中原、幼粒细胞增多，但该症多有明确病因，血小板正常，原、幼粒细胞中无 Auer 小体及染色体异常。

短期内骨髓成熟粒细胞恢复正常。

（二）以发热及骨关节痛为首发

应区别于青少年类风湿及风湿热。一方面，类风湿性关节炎症状表现为刚开始只是膝盖、脚踝等关节出现疼痛，慢慢地到腕、肘、肩及颈椎等关节也开始出现明显不适，多为两侧对称性，累及关节肿胀明显，并可出现晨僵；另一方面，肝、脾及淋巴结的肿大不明显。这些症状可以通过类风湿因子及骨髓检查来鉴别。然而，风湿热的骨骼病变不仅累及大关节，常呈多发性，而且随着局部症状如红、肿、热、痛和功能障碍较明显；最突出的是心脏检查可出现心率快、奔马律及病理性杂音等累及心脏的体征；还可出现舞蹈病以及皮肤的病变（皮下结节和环形红斑）；无肝、脾、淋巴结的肿大；实验室检查有链球菌感染，骨髓检查不难鉴别。

（三）传染性单核细胞增多症

首先，该病症表现为本病肝、脾及淋巴结常肿大；其次，可能导致外周血异型淋巴细胞增多，会出现骨髓象正常或有异形淋巴细胞，并且可能诱发血清嗜异性凝集试验和（或）EB病毒抗体阳性。

（四）类白血病反应

此病症的特征是，外周血出现幼稚白细胞或白细胞数增高。随着原发疾病被控制，血象会立即恢复正常。另外，也可以根据血小板数多正常、白细胞中有中毒性改变如中毒颗粒和空泡形成、中性粒细胞碱性磷酸酶积分显著增高等，与白血病进行区别。

第五章 造血干细胞移植

造血干细胞移植（HSCT）实质上就是破坏病人原先的免疫系统，再将移植的物质输入患者体内。在这个过程中，患者会失去造血免疫功能，摧毁它的方法就是化疗、放疗和免疫抑制。再以外来骨髓等移植物建造新的免疫抑制，治疗患者的疾病，但患者失去免疫功能的过程是十分危险的，需要加强治疗。

移植并不都是成功的，有些患者会出现恶性血液病复发，这时医生应当为患者增加移植物抗白血病效应。HSCT 在治疗非恶性血液免疫系统疾病上有较好的效果，如淋巴瘤、再生障碍性贫血等，它也可以缓解患者对外来移植物的排斥，增强患者的免疫力。

一、造血干细胞移植种类

用于临床的造血干细胞（HSCs）来源（供体）有以下几种：①骨髓细胞。②动员的外周血造血干细胞。③脐血造血干细胞（UCB–HSCs）。

HSCs 以免疫遗传为标准，其中，具有代表性的是同基因移植。同基因移植是指同卵双胞胎之间的移植，移植物与受体的基因完全相同，几乎不会有排异反应，排异的概率仅有 1/100 左右，这是最好的移植物。

但当受体为单独个体出生时，只能使用另一种移植物，那就是异基因移植物，分为 RD、UD，即有血缘关系和无血缘关系的移植物移植给患者，这并不像双胞胎的移植物一样与受体基因完全相同，会有一定的排异反应，很容易患上抗宿主病，患病的概率由 HLA（人类白细胞抗原）决定，关系成正比，HLA 不合，患病概率就越高。因此，患者应当寻找 HLA 相合程度高的移植物进行治疗，可以有效地减少排异反应。

还有一种就是自体移植。治疗前，先采集患者的骨髓，然后接受放疗或者化疗，重新输入自身事先采集的骨髓，从而重新塑造患者自身的造血免疫系统，提高患者的免疫力，这种治疗方法仅仅适用于高危恶性血液病或对化疗敏感的未侵犯骨髓的实体瘤患者或自身免疫性疾病，但回输的自体样本没有 GVL，所以对遗传性疾病无效。

这三种治疗方式都有自身的优缺点，具体适用情况还需根据患者的年龄和患病种类等标准确定。

二、造血干细胞移植的适应证

恶性血液病、非恶性血液病、代谢病和免疫缺陷等疾病都是治疗难度非常大的疾病，治疗方法很少，但并不是没有，allo-HSCT（异基因造血干细胞移植）就是其中之一，但是它有很大的概率会造成移植相关死亡率，死亡概率高达 15%—30%。还有移植失败的可能性，受体对其排斥，出现排异反应，多发于非恶性病。其次，在恶性血液病当中，只能移植 50%—60%，因此，该病复发率较高。它还容易对急慢性移植物抗宿主病（GVHD）患者造成致死的威胁。因此，选择治疗方案时应当极其慎重，综合考虑各方面条件。

（一）获得性疾病

1. 疾病的具体状态、所涉及的各种危险因素、患者对于前期治疗所产生的反应决定着急性淋巴细胞白血病（ALL）allo-HSCT 的指征。

（1）CR_1 期（第一次完全缓解）：经过化疗，儿童 ALL 的治愈率可以达到 80%，只有少数高危患者需要进行 CR 和 allo-HSCT。高危 ALL 指的是：①化疗方案中包括 4 种药物来诱导缓解 CR_1 期的患者。② t（9；22）和 t（4；11）异常者。③ T-ALL（T 细胞免疫表型急性淋巴细胞白血病）和（或）初诊时白细胞（WBC）$\geq 100 \times 10^9$/L，且泼尼松试验反应不良者。

近年以初治 3—4 个月后微量残留白血病（MRD）引入预测复发的主要因素，高危组者：① d_{15}MRD > 10%；② d_{33}MRD $\geq 10^{-2}$；③ 12 周时 MRD $\geq 10^{-3}$（PCR）。

同胞 HLA 相合供体移植 5 年无病生存期（DFS）达 62.7%（单纯化疗仅 45%）；t（9；22）者 5 年 DFS 50%（化疗仅 25%）。诱导缓解失败者 DFS 为 56%（化疗 26%）。非血缘相关供体移植较差，5 年 DFS 仅 34.3%。泼尼松试验反应不良者单纯化疗生存率为零。

（2）$\geq CR_2$ 期（第二次完全缓解）：患者复发时间、部位和白血病免疫分型是判断预后的重要因素。此期 allo-HSCT 适应证：①初诊化疗后 30—36 个月内骨髓或髓内外复发。② T-ALL 复发。③ t（4；11）或 t（9；22）患者复发；此期患者 allo-HSCT 后

5 年复发率 45%±4%，化疗者达 80%±3%。早期复发的 急性 B 细胞型淋巴细胞性白血病（B-ALL）经 HSCT 后 8 年 DFS 为 41%（单纯化疗为 23%）。

单倍体相合供体移植植入率 >95%，长期 DFS 为 44%±11%，HLA 相合脐血移植 5 年 DFS 为 60%，5/6 相合高细胞数者为 45%，4/6 者为 33%；也可选用 HLA 相合非血缘造血干细胞移植（UD-HSCT）。

（3）含全身放疗（TBI）的预处理方案移植效果更佳。

（4）混合嵌合趋于增加（供体细胞减少）患者的免疫治疗（停用环孢素 A 或供者淋巴细胞输注（DLI）是有益的。

2. 急性髓细胞白血病（AML）

现阶段所使用的化疗方案更加有效，使得 AML 的 DFS 得到了较为明显的改善，不需要 HSCT 得到治愈的患者已经达到了 30%—70%。

（1）CR_1：

1）低危组：包括的 CR 有：InV（16）、t（15；17）和 t（8；21），若不进行移植，DFS 能够达到 70%。

2）高危组：包括：7q-、5q-、del（5）、del（7），以及较为复杂的畸形患者，应尽早于 CR_1 期做 HSCT，AML-M_7 化疗效果差，allo-HSCT 后 DFS 达 60%。

3）诱导缓解早期反应：初治一疗程达 CR 或 D15 幼稚细胞 <15% 者，化疗的 DFS 分别可达 56% 和 35%。

4）同胞 HLA 相合供体移植 5 年存活率 74%，复发率 26%。

5）HLA8/8 相合 UD-HSCT 的 5 年 EFS 与 HLA 4/6—5/6 相合 UCBT 相同。

（2）CR_2：

1）复发者（含低危组）或 1—2 个疗程未能达 CR（占新治病例 5%—10%）者，化疗生存率 <25%，需行 HSCT。

2）CR_1 期 >1—1.5 年复发再化疗者生存率 40%，CR_1 持续时间短者生存率 <10%。可行不全相合 UD-HSCT 或单倍体 HSCT。

（3）DLI：

1）完全嵌合或低混合嵌合（MC）者（即宿主细胞低水平）或 MC 减少趋势者，DLI 后复发率低于 MC 增加者。

2）MC 趋向增加是复发危险因素，应尽早给予 DLI 以防复发。

3. 慢性髓细胞败血病（CML）

儿童 CML 占 3%—5%。有两种治疗方法供选择。

（1）伊马替尼：在国外已经为 CML 一线用药，治疗 54 个月的生存率达 93%，治疗相关死亡率低于 HSCT，但价格昂贵，目前国内小儿病例应用少。

（2）allo-HSCT：这是国内治愈小儿 CML 的唯一选择，10 年 OS 为 70%，慢性期一年内，特别是 < 6 个月移植更佳。加速期或急速期移植 3 年 DFS 约为 1/3。

（3）DU：这是 CML 经异基因 HSCT 后复发最佳治疗方法，可重新达 70% CR。

4. 骨髓增生异常综合征（MDS）

小儿恶性血液病种类很多，其中，小儿 MDS 占 5%，而治愈小儿 MDS 最好的方法就是 HSCT。异基因也可以保证小儿长期的健康。小儿型 MDS 主要是单核细胞白血病，另外一种是成人型 MDS。

（1）JNML：

1）DFS 为 50%，复发率约 50%，特点是伴单体 7 或其他细胞遗传学异常者预后更差。

2）若患者 allo-HSCT，则 DLI 是无效的，此时，可再次做 HSCT，并且采取措施令 GVHD 的预防强度有所减低，如此可有约 30% 的患者被治愈。

（2）其他型 MDS：

1）若供者与受者系 HLA 相合的同胞亲属，进行 HSCT 后，DFS 能够达到 60%。

2）对于转化型难治性贫血伴原始细胞增多（RAEB-t）和难治性贫血伴原始细胞过多（RAEB）晚期患者，是否应当在 HSCT 之前进行化疗诱导缓解，目前还没有明确的定论。

5. 淋巴瘤与其他实体瘤

（1）淋巴瘤：

1）霍奇金淋巴瘤（HD）：患者放化疗的时长会影响 DFS 的数值，五年的时长，数值为 60%—85%。

2）非霍奇金淋巴瘤（NHL）：经过放疗和化疗后，患者的长期存活率达到了30%—80%，难治和复发患者仅有 5%—10%。自体 HSCT 以及同胞 HSCT 的适应证包括：

对于化疗敏感的患者复发 NHL，治愈率可达 35%—40%。患者接受移植之前的疾病状态影响着移植效果：①若完全缓解（CR）患者在接受移植前 DFS 能够长期在80% 以上，部分缓解（PR）患者能够达到 60%，那么无法通过化疗获得疗效的仅占11%。②影响预后效果的各种因素中，中度和重度的 NHL 需在 CR_1 期内进行自体造血干细胞移植（AHSCT），这样患者的 DFS 能够达到 59%。

（2）其他实体瘤：

有些患者的身体较为敏感，对放化疗的反应比普通人要大，放化疗发挥的功效也相应会变大，增加了剂量后，疗效更为显著，对实体瘤有很大的杀伤力。因此，实体瘤患者可以采用此方法进行治疗，也可以同时进行 AHSCT 治疗。此方法已经获得了很多成功案例，在儿童治疗数据中的疗效清晰可见。

6. 再生障碍性贫血

再生障碍性贫血的一类为特发性，又名 IAA，而 IAA 分为不同的类型，有两种治疗方法，即骨髓移植（BMT）和特异性免疫疗法（SIT），用法取决于 IAA 的类型，同时也要看患者的供体类型，以及患者患病后的治病方案、经历能力等，都要综合考虑。

（1）对于儿童 IAA 患者，以往的治疗方法为强化免疫抑制治疗，但儿童患者治疗周期长，同时存活时间短，多数仅存活八年左右，已经成为被淘汰的治疗方法。同时，此方法容易引发患者的感染，有部分复发概率或者疾病加重变为克隆性疾病的可能。

（2）IAA 已经有了根治的疗法，儿童的同胞供体骨髓移植（BMT）经过最新诊断，存活率非常高，80% 以上甚至接近于 100%，而且期间不会有此病的任何障碍产生。抗原位点 HLA 为治疗的根本，可以替代 BMT 且同样具有较好的效果，同时，以 HSCT 为辅，可以防止疾病演变。

目前未有统一公认的临床和实验室指标预测 IAA 对 IST 敏感与否，结合国情，提出以下选择原则。

1）若寻找到以下性质的供者，只要患者的家庭经济条件允许，应当尽早进行 BMT：一是高分辨 HLA 配型完全相合的供者；二是有 1—2 个位点不相合的非血缘供者；三是 HLA 完全相合的同胞供者；四是 HAL 中有 1—2 个位点不相合的同胞供者。

2）对于经济能力不允许，或无法找到适合的供体的患者，可以进行 IST。

3）对于采用 IST 无法收到预期疗效的患者，以及复发患者，可以选择脐血移植可替代供体移植。

7. 自身免疫性疾病（AD）

（1）适应证：

1）患者若存在严重的自身免疫性疾病且存在死亡的危险，也可能出现进展型的致病、致残，并且不可逆。

2）常规性的治疗对于自身免疫性疾病无法取得较好的疗效。

3）应当在患者的器官受到不可逆损伤之前，进行造血干细胞移植，这样才能获得预期的临床疗效。

（2）主要是自体外周血造血干细胞移植（Cy+G-CSF 联合动员），allo-HSCT 效果仍不清楚。

（3）可移植的病种：多发性硬化症（MS）、硬皮病（SSC）、类风湿性关节炎（RA）、青少年特发性关节炎（JIA）及系统性红斑狼疮（SLE），其他有 Crohn 病、特发性血小板减少性紫癜、Evan 综合征和自身免疫性溶血性贫血、先天性纯红细胞再生障碍性贫血及血管炎等。

三、先天性或遗传性疾病

本组疾病作 allo-HSCT 原则：在未累及器官之前尽早移植。

第一，遗传性疾病，早诊断，早移植（早至新生儿期）。

第二，无症状期或未反复输血致敏，可提高移植效果，排斥少。

第三，低体重，平均输入细胞量高，植入快，成功率高。

（一）重症联合免疫缺陷病（SCID）及其他原发免疫缺陷病

allo-HSCT 是唯一根治疗法，通过 allo-HSCT 重建正常免疫系统，5 年中位总生存期（OS）可达 72%—80%。

（1）出生后尽早移植，OS > 90%。

（2）HLA 基因型相合同胞供体 HSCT 也可达 90% 的 OS。

（3）缺乏 HLA 相合同胞供体，也可选择脐血移植、单倍体移植或 HLA 全相合 UD-HSCT。

（4）预后因素取决于移植时临床状况，特别是肺部感染。

（二）遗传代谢病

造血干细胞移植对遗传代谢病有着治疗作用，主要包括：一是石骨症；二是溶酶体贮积病；三是过氧化物酶体病；四是甲羟戊酸尿症；五是腺苷脱氨酶缺乏症；六是嘌呤核苷磷酸化酶，等等。但是，对于本组疾病来说，移植的失败率较高，约为 15%—75%，并且移植相关死亡率（TRM）较高，若患者的病情进展迅速，则很难找到合适的供体。

1.溶酶体贮积病和过氧化物酶体病

外周血干细胞移植（PBSCT）和非血缘脐血造血干细胞移植（UCBT）的结果是相同的，无病生存率（EFS）均可达到 84%，但 UCBT 的酶水平，属于正常值，BM/

PBSCT 的酶水平，仅有 60% 能够达到正常值。

适应证：

（1）黏多糖病（MPS）– Ⅰ（Hurler 病），MPS– Ⅶ。

（2）脑白质营养不良：X– 连锁肾上腺脑白质营养不良；异染性脑白质营养不良（晚期型），球样细胞性脑白质营养不良。

（3）若已累及中枢神经系统（不可逆）病例为反指征。

2. 石骨症

若患者接受的是同胞亲属 HLA 相合的骨髓移植，那么，5 年的 DFS 可达到 73%，若受体是非血缘相关供者的骨髓移植，5 年的 DFS 为 40%；若受体是单倍体相合供者的骨髓移植，那么，5 年的 DFS 为 24%；若受体是脐血移植，5 年的 DFS 为 50%。

（三）遗传性骨髓衰竭综合征

1. 范可尼贫血（FA）

范可尼贫血症可通过 allo–HSCT 得到有效治愈。

（1）若患者接受的是 HLA 相合的供体的骨髓移植，那么，5 年的 OS 可达 85%。此时，若预处理方案中含有抗胸腺细胞球蛋白（ATG）、白消胺（BU），并且含 Fludarabine+ 低剂量环磷酰胺（Cy）的方案则可以获得更好的疗效。

（2）替代供体 HSCT 后 2 年 OS 为 28% ± 8%。

（3）UCBT 植入率为 60% ± 5%，OS 为 40% ± 5%。

（4）FA 应尽早行 HSCT，反复输血、雄激素及类固醇皮质素治疗及恶性变后移植效果差。

（5）移植后 20 年内发生恶性变概率为 14%。

2. 其他

（1）先天性纯红细胞再生障碍性贫血（Diamod–Blackfan 贫血）：至少 50% 患者对输血及皮质激素有反应，类固醇耐药可选择 allo–HSCT，HLA 相合同胞供体移植 5 年 OS 为 87.5%，替代供体移植较差，3 年 OS 为 64%。

（2）Kostmann 综合征（克斯特曼综合征）：约 > 90% 对 rHu–G–CSF 有效，但约 10% 患者发展为 AML/MDS，G–CSF（粒细胞集落刺激因子）无效或演变为 AML 者可选择 allo–HSCT，5 年 OS 为 61%。

（3）Seckel 综合征、Shwachman–Diamond 综合征（舒—戴综合征）及先天性无核细胞血小板减少性紫癜等罕见病，少有报告或不推荐 HSCT。

（四）血红蛋白病

在四川以及长江以南地区的人群中，所患的血红蛋白病通常都是血红蛋白 E 病复合 β‑地中海贫血以及地中海贫血。对于重症患者来说，allo‑HSCT 是主要的治疗手段，但是缺陷基因依然无法根除，因此，地中海贫血症主要还是在于预防。

（1）适应证：

①需要进行输血的重症血红蛋白 E 病复合 β‑地中海贫血和重症 β 地中海贫血患者，年龄在 16 岁以上。

②中间型 β 地中海贫血为候选者。

（2）HLA‑相合血缘相关供体的 BMT（骨髓配型）的结果：OS 为 90%—95%，地中海贫血症患者的存活率可以达到 80%—90%，接受移植后出现排斥反应的约为 5%—10%，出现排斥反应的时间段大多在接受移植后的 6 个月之内；年龄 ≥ 17 岁者 OS 为 64%，EFS 为 62%。

（3）脐血移植（HLA 相合同胞供体）：移植排斥率为 21%。若患者的同胞供者在 2 岁或 2 岁以上，则可以采用骨髓＋脐血的混合移植法。

（4）若患者接受的是非血缘、但 HLA 相合供者的骨髓移植，则 OS 可达 79%，EFS 可达 66%，这一结果同血缘相关的移植结果基本相同。因此，对于无法寻找到血缘供体的患者可以选择此种方法。

四、造血干细胞移植前准备

（一）HLA 配型与移植

1. 寻找合适供体

（1）HLA 配型的分类和定义。目前文献上使用的有关 HLA 配型的名词，有 10 余种之多。一般来说，若骨髓供者与受者的 HLA 有着完全相同的表型，则视为匹配；若 HLA 不完全相同，则视为错配。如果按照血清分型的配型标准来划分，可以分为三类：一是交叉反应配型；二是窄特异性抗原（抗原分解物）配型；三是宽特异性抗原配型。若按照检测水平来划分基因配型，可以将其划分为两类：一是 HLA 等位基因配型；二是 HLA 基因低分辨配型。若按照移植的效果来划分，可划分为两类：一是 HLA 功能配型；二是 HLA 结构配型。要特别关注 HLA 基因配型与 HLA 抗原配型之间的关系。若 HLA 出现错配，则 HLA 的基因一定会错配；而如果 HLA 的等位基因出现错配，但 HLA 的抗原不一定会出现错配现象。

（2）需要对接受骨髓移植的患者进行低分辨及高分辨的 HAL 配型，然后将相关资料送到骨髓库、脐血库，用于寻找合适的骨髓或脐血供者。

2. 使用 HLA 错配供者的造血干细胞移植

（1）HLA 的供受者自然是匹配率越高越好，匹配率越高，移植成功率就越高，移植效果越好。然而，多数患者是死于未及时匹配供体，而非匹配率低，匹配率低的供受体依然有存活的机会。因此，并不是匹配率低就不应当匹配，否则容易延误时机。匹配率的标准是六位抗原匹配五个，它的效果和手术的方案也因患者的早晚期而不同，早期患者匹配率高、存活久、质量高，而晚期患者即使用高匹配率的供体，也与低匹配率无差，错配也有其优点，它的耐受性更高，因而也可适当应用。若供者与受者的四个位点完全匹配，则接受骨髓移植的效果与 10/10 匹配的效果基本相同。若供者与受者之间存在两个或两个以上的位点出现错配，则发生 aGVHD 及死亡的风险就会明显增加。若已存在 HLA 的位点错配，如果再出现 HLA-DQB1 的错配，则对患者十分不利。在对 HLA-A、HLA-B、HLA-C 及 HLA-DRB1 的匹配情况进行考虑时，不论哪一种单一的错配，也就是 7/8 的错配，都比完全相合的移植的存活率要低，而若为 6/8 的错配，则患者的存活率更低。因此，就存活率而言，HLA-DRB1 或 HLA-A 的错配要比 HLA-C 或 HLA-B 的错配影响更大。

（2）使用带有可允许错配抗原供者。HLA 抗原有很多种，因此，抗原的免疫原性也不尽相同。有些 HLA，供者与受者的 HLA 分子都是一样的，所以供受者完全匹配。但是，即使不同的 HLA 分子，拥有不同的功能，受体与供体的 HLA 也并无免疫反应，受体对供体的 HLA 不会有排斥。不是完全配合，但是也可以使用，功能也可以在受体身上进行有效地发挥。因此，可以有允许错配的情况存在，例如对于 DR4，15；B7，56；A26，68 的患者来讲，可以使用 DR4，15；B7，56；HLA-A26，31 供者的骨髓，虽然 HLA-A 抗原中出现一个错配，但依然可以采用。可容许采用错配 HLA 抗原的鉴定方法主要有：一是分析供受者 HLA 错配移植结果；二是体外检测 T 细胞对错配抗原是否产生免疫反应。

（3）使用 HLA 半相合家庭成员供者。在 HLA 的寻找过程当中，找到完全不匹配的 HLA 的概率很低。在患者患病时，多数使用家庭成员的 HLA，患者家庭成员的 HLA 为半相合 HLA，半相合 HLA 的抗原与患者的抗原不匹配的数量为 1 到 3 个。在患者患病时，家庭成员可以提供其造血干细胞，而 HLA 的选择即从家庭成员中年龄最适合的成员当中进行选择，并且要求没有感染。在众多实践案例中，HLA 匹配后的存活率非常的高。对于属于高风险类型的白血病患者，无 HLA 匹配供者时，使用 HLA 半相合家庭成员供者是一项值得考虑的选择。

（4）使用 HLA 抗原错配脐带血者。若造血干细胞采自脐带血，其 HLA 抗原免疫原性比较弱，在 4/6 和 5/6 相匹配的移植中已经获得了成功。

3. 选择 HLA 最佳配合供者

（1）患者和潜在供者的 HLA 分型要求患者至少需要做 HLA-A、HLA-B、HLA-C、HLA-RB1 位点等位基因分型，若有条件应当尽可能增加 HLA-DQB1 位基因分型。对于患者的同胞、父母、子女、直属亲属，最起码需要的是低分辨的分型。这对于患者来说，确认分型结果，尤其是纯合子患者和带有罕见基因的患者尤为重要。此外，还有助于识别患者的两条 HLA 单体型。根据单体型频率可以估计找到匹配供者的机会。

为骨髓库捐赠骨髓的供者，通常需要常规基因达到低分辨的标准，若与患者达到匹配条件，则应进行等位基因分型的复试，若有必要还应进行 HLA-DQB1 位点的基因分型测试。

（2）虽然国际上没有明确要求毫无关联的造血干细胞不可以进行匹配，但是，医生在治疗的过程当中，也会对 HLA 进行匹配，并作出判断。HLA 的匹配也有最低要求，就是抗原 7/8 配合。

（3）若为患者选择无关供者，其与患者的等位基因需要达到 8/8 的配合。有资料显示，一个等位基因出现错配的移植结果要好于一个抗原错配的移植结果。

（4）如果患者没有寻找到匹配率很高的供体时，可以选择错配或者无关的匹配者。比如无关的脐带血。而进行无关的匹配时，医生就需要衡量这种治疗方法的可行性。在无关的匹配中，还可以选择非移植治疗或者亲属提供的 HLA。

（5）若无法为患者寻找到 HAL 相匹配的供者以及外周血无关的供体时，可为其选择 5/6 或 4/6 抗原配合的脐带血进行移植。

（6）交叉反应组配型问题。交叉反应组的匹配治标不治本，无法使移植效果有所改观。因此，通常不被使用。

（7）为患者选择供体的优先顺序为：家庭成员、骨髓库和脐带血库。首选 HLA 等位基因匹配供者，然后选择 HLA 抗原匹配供者。若无法寻找到完全匹配的供体时，则可选择最好的错配供体进行移植。

（8）寻找匹配供者的注意事项。在造血干细胞的寻找过程中，多数用电脑，但是，有时电脑并不能完全的发挥作用，比如为病情比较特殊的病人寻找造血干细胞时，就需要用人工，有的需要非常细致地寻找，并且筛选。

1）HLA 分型错误。找不到 HLA 匹配供者的原因，HLA 分型错误有时候会导致治疗的判断失误，但是，这种情况排除了罕见的血液型。一般 HLA 分型错误可能的原因只是书写错误而已，比如，有一个案例，医生错以为患者的血液分型是澳洲才有的。而在另一方面，供者的分型也会出现错误判断，比如，骨髓中的多种位点只是部分相同，再比如，HLA–B 位点匹配，但是 A 点不匹配，因而也需要经过层层的筛选，选出最为匹配的一个骨髓型。

2）HLA 抗原分布的种族特异性。HLA 的匹配度也与种族有关系，同一种族的 HLA 配度更高，因此，患者在自我种族中寻找合适的 HLA 是比较明智的选择，比如黑人患者的 HLA 中带有一种特殊的物质：特有的 DR18 抗原，他的 HLA 表型为 HLA–A1，A30；B18，B53；DR7，18。而另一位东方患者，表型为 A*0206，2402；B*5101，4601；DRBl*090102，1101，8*4601 和 DRBl*090102。与此同时，东方人之间也有区别，比如，在中国，由于土地面积比较广，人口众多，种族也众多，差异比较明显。患有疾病时，在本民族的人群当中，寻找到合适的 HLA 的概率相对要高很多。

3）配备寻找造血干细胞供者的相关工具。检索人员任重道远。造血干细胞库中有众多的细胞，需要寻找最合适的匹配，这需要检索人员有较多的专业知识，同时也应当拥有辅助的工具、书籍。书籍中应当记载 HLA 的最新资料，有国际的命名和相关规定，还有一些 SD 检索代码。中国的检索人员还需要了解不同民族的 HLA 特征等。

4. 造血干细胞移植结果和 HLA 配型的关联

（1）造血干细胞移植结果与 HLA 位点错配的关联。HAL 遗传区中包含的 HLA 位点有 30 余个，但是，与骨髓移植有直接关联的基因只有两个：一是 HLA– Ⅱ 类抗原的基因；二是编码 HLA– Ⅰ 类抗原基因。如果 HLA–A 位点的基因出现了错配的情况，那么就极容易出现慢性或急性移植物抗宿主病。如果 HLA–C 位点的基因同 HLA–B 位点的基因出现了错配的情况，死亡率将明显上升。如果 HLA–DR 位点的基因出现了错配的情况，死亡率也会明显增加，但仍会处于显著性的边缘地带。若 DP 位点基因和 HLA–DQ 基因出现了错配的情况，则不会对造血干细胞的移植结果造成明显的影响。

（2）造血干细胞移植死亡率与 HLA 等位基因错配的关联。在无关者之间进行骨髓移植时，对于供者的基本要求是：HLA–DQB1、HLA–A、HLA–C、HLA–B、HLA–DRB1 的配型方面的高分辨率要相符合。因为等位基因可以通过 HLA 的基因分型来进行鉴定，那么，就面临着这样一个问题：骨髓移植的最终结果是否会因为使用的是等位基因相匹配的移植供者而得到改善？美国骨髓库得出的结论是：骨髓供受双方如果能够实现等位基因的相同，可能会使临床上的一些较为常见的并发症发生率有所降低，减少死亡的发生率，但是，HLA 基因分型匹配无法令并发症的发生完全被避免。对于通过免疫抑制疗法进行治疗的患者来说，发生 GVHD 的概率约为 60%。

（3）造血干细胞移植应当谨慎的选择供者，供者与受者的配合率越高，成活率就越高。供受者相关的基因考虑有：HLA-A、HLA-B、HLA-C 抗原和 HLA-DRB1 等位基因，全相配的供者的细胞基因对受者存活极为有利，只要错配一个细胞，受者五年的存活率就会降低 10% 左右。而不同位点的错配与不同的因素有关，A 位点与 Ⅲ～Ⅳ度急性移植物抗宿主病（aGVHD）发生率有关，A 和 C 位点与 OS 率有关，而通过临床的经验可知，A 位点和 C 位点的错配更严重，因而应着重避免 A 和 C 位点的错配。

（4）造血干细胞移植的最终结果同 HLA 的配型和患者的病情有着直接的关联。根据临床研究的结果，患者疾病的具体类型、造血干细胞移植的时间、具体病情都会影响到 HLA 配型同移植结果间的关系。移植供者与受者间 HLA 相匹配，患者在 5 年内的存活率会因移植风险的增高而降低。造血干细胞移植的效果会受到 HLA 配型的影响，并且这种影响还受到移植风险的影响。对于高度和中度风险的患者，若无法寻找到 HLA 相匹配的供者，则可以将 HLA 的错配供者的干细胞作为备选。高风险的患者若选择了 HLA 错配供者的干细胞，存活 5 年的概率约为 20%。

（二）受者准备

1. 家属及患者的心理准备

HSCT 技术对于医疗技术的要求非常高，而且治疗风险较高，同时治疗费用也非常昂贵，很多患者的家属对采用此项技术进行治疗还存有诸多的疑虑，归结起来主要有以下几点：一是选择 HSCT 的必要性；二是 HSCT 是怎样的技术，如何进行治疗；三是采用 HSCT 的最佳时机如何；四是 HSCT 的费用如何，治疗效果如何。患者的主治医生或者移植小组负责人在术前要专门同其家属进行交流，对于年龄较大的患者还应同其进行谈话，将进行 HSCT 的具体方法及必要性向他们解释清楚，还要告知其移植过程中可能出现的各种特殊情况以及应对的方法，说明移植的效果及可能出现的转归，引导患者及其家属做好相应的心理准备。同时需要将患者家庭的经济承受能力作为考虑的因素之一，以取得患者家属的配合。移植前要与家属签订知情同意书。

在进行移植前，应当与患者提前有所接触，并与其家属进行沟通，掌握患者的性格特点、习惯爱好和心理现状，提前做好对患者的护理准备工作，与患者之间建立起较为熟悉的关系，令其对医护人员建立起依赖感，以防止出现恐惧与不安，引导其与医护人员配合，积极治疗疾病。在移植完成后的初始阶段有较长时间的骨髓抑制期，这段时间患者要长时间与家属分离，独自在层流室内生活，因此，在进行移植之前先要有意识地培养患者独立生活的习惯和能力。

2. 患者各系统的检查与注意事项

患者在治疗前首先要进行放化疗治疗，由于治疗为 HSCT，对患者的脏体伤害较大，因此，在 HSCT 治疗之前应当确认患者身体的各项机能是否正常，是否能够承受高强度的治疗（见表 5-1）。

表 5-1　HSCT 前患者应进行的有关检查

·血、尿、大便常规检查，ABO 及 Rh 血型
·HLA 配型复核：HLA-A、HLA-B
·骨髓或染色体检查：疾病的状态诊断 HLA-DR、DQ、Cw 位点
·血液生化检查：肝肾功能、电解质及血糖
·溶血及出凝血功能的检查
·心脏：心肌酶和 EKG，必要时心脏超声心动图
·allo-HSCT 留取移植前血标本做植入证据及嵌合体分析
·肺：胸部 X 线，必要时高分辨 CT 和肺功
·口腔科、眼科、外科及耳鼻喉科会诊，能检查 排除隐性感染灶及其他疾病
·病毒：肝炎病毒、CMV、EBV 及 HIV 等
·其他检查及心理、经济上的准备检查
·免疫功能检查：体液与细胞免疫功能

（1）原发疾病的状态：了解患者的疾病种类和既往的治疗情况，对于恶性血液病及肿瘤要明确目前的疾病缓解情况。患者的治疗方案也应根据患者的患病阶段而定，需要检查白血病患者是否属于缓解阶段；此外，做过放射性治疗的患者最好在治病的过程当中，不要进行全身的照射，否则容易染上其他疾病。

（2）心脏功能检查：患者在治疗前一定要进行心脏病检查，有心脏病的患者不应当使用化疗药物。检查的方式有心肌酶及心电图检查和心脏超声心动图检查，然后才可以为患者进行化疗，如进行环磷酰胺（CTX）等。

（3）肺部检查：在接受造血干细胞移植后，患者有可能出现肺部感染或肺部的其他并发症，如肺水肿综合征或间质性肺炎等，因此，在进行移植前，必须对患者肺部进行全面的检查，通过 CT、X 线等方式进行肺部查体。在移植后一旦出现肺部感染的情况，可立即与移植前的高分辨 CT 检查结果进行对比，这样十分有利于对肺部感染的诊断与治疗。

（4）肝肾功能检查：大多数的预处理药物都会对人体的肝脏造成一定的损伤，肝功能一旦受损，将会引发肝静脉闭塞综合征。移植的过程中和后续治疗期很容易引发乙型肝炎或丙型肝炎的发生，因此，在进行移植前应当对患者的肝功能进行检测，要对病毒学和肝功能生化等项目进行检查。作为预防移植物抗宿主反应的药物，抗真菌药两性霉素和环孢素都会对肾功能有一定的损伤，如果肾功能出现异常，那么抗生素的浓度也会出现异常，因为它们都需要通过肾脏来进行代谢。CTX 等预处理药物还有可能导致血性膀胱炎，因此，在进行造血干细胞移植前，也需要对患者的尿液进行检查。

（5）血液常规检查：HSCT 前必须进行血常规及血型检查。对于供受者血型不合的移植，可在移植前进行血型抗原滴度检查，评估干细胞输注时发生溶血的可能性，并为移植后血型转换提供参考，必要时还应进行溶血及出凝血功能的检查。对于 allo-HSCT 在移植前，需留取患者的血液标本并置于冰箱中保存，以备移植后 DNA 指纹图检测植入嵌合比例。

（6）其他科室会诊检查：在进行造血干细胞移植之前，应当对患者口腔内的感染病灶提前进行处理，邀请口腔科协同处理。因为在后续进行放疗和化疗的预处理过程中，患者体内的白细胞会迅速下降，这时如果疱疹病毒被激活，那么极易引发口腔溃疡，感染源就有可能自此处进入患者体内。因此，在进行移植前，以及移植中期，一定要防止患者发生口腔溃疡，可以让患者用漱口液进行漱口。临床上还可以将维生素 B_{12} 针剂和庆大霉素溶于生理盐水中让患者漱口，对口腔溃疡和感染有着很好的预防作用。

3. 全环境保护

全环境保护（TEP）包括：

（1）患者入住空气层流病房（LAFR）。

（2）皮肤、眼、鼻、耳、口腔、脐和会阴等部位的清洁消毒。

（3）口服肠道不吸收型的抗生素，常用庆大霉素、复方磺胺嘧啶、新霉素及氟康唑等。

（4）无菌饮食。TEP 的持续时间为 10—14d，其目的是减少患者体内致病菌的负荷，使 HSCT 过程的感染发生率降到最低。

4. 感染的预防措施

除了进行 TEP 之外，还需要对接受移植的患者给予感染方面的预防处理，以避免或减少真菌、细菌、原虫、病毒等的感染。主要措施包括：对有可能造成感染的病灶进行清除，对患者体内已有的病原体进行清除，这些都是为了防止移植受者在接受预处理后，体内原有的病原体被激活，或者在进行移植的过程中，因为患者体内的粒细胞减少或免疫力下降而造成感染。

（1）细菌感染的预防：对受者进行预防性的抗生素治疗能够令移植受者体内的细菌负荷明显降低。虽然有研究者反对给予受者预防性的抗生素，但是，因为移植受者将接受中心静脉的置管，并且粒细胞会在预处理完成后即刻出现缺乏，故大部分移植中心均在 HSCT 前预防性使用抗生素。

对于普通的移植受者可以给予其口服肠道不吸收型的抗生素，但是，对于既往确定有过感染病灶史的患者和情况紧急的患者，可以给予其敏感抗生素，采用暂时性的、短期内的大剂量冲击治疗。在临床实践过程中，发现碳青霉烯类抗生素有着较好的效果。若出现疑似导管引起的感染时，应当立即去除导管并对其进行培养，同时给予患者效果较强的用于抗 G^+ 菌的抗生素。

（2）真菌感染的预防：造血干细胞移植过程中容易出现曲霉菌和真菌的感染，特别是患者长期使用较强性的抗生素治疗后，免疫力较低的情况下，要特别注意防止真菌的感染。预防用药主要包括伊曲康唑和氟康唑等。若患者以往有过深部的真菌感染史，也可选择伏立康唑或棘白菌素类作为二级预防。

（3）病毒感染的预防：在移植的过程中，较容易出现的病毒感染包括以下几种：一是 EB 病毒（EBV）感染；二是巨细胞病毒（CMV）感染；三是纯疱疹病毒（HSV）感染；四是带状疱疹病毒（VZV）感染等。阿昔洛韦可以用于带状疱疹病毒和单纯疱疹病毒的预防，膦甲酸钠和阿昔洛韦可用于巨细胞病毒的预防，而 EB 病毒目前尚未有疗效确切的治疗药物。

（4）肺孢子菌的预防：对于肺孢子菌的预防性治疗可以使用磺胺类药物，比如复方新诺明等。造血干细胞移植成活之后，可给予患者预防性质的用药，每周用药 3d，停药 4d，半年之后，可以考虑停止用药。

（三）供者准备

为患者提供 allo-HSCT 的供者通常都是其直系亲属，尤其是同胞的兄弟姐妹。但近几十年来，造血干细胞的供者范围开始扩大，包括 HLA 不完全相合的患者亲属，还有 HLA 相合的非亲属供者。对于造血干细胞供者可能面临的风险及损伤，需要由移植医师提前做好评估。而对于无关的供者，则需要由采集方做好评估。

1. 供者的心理评估

虽然从亲情和道义的角度出发，作为亲属大多愿意捐献骨髓来挽救患者的生命，但是也会心存顾虑，因为会考虑到捐献过程是否会对自己的身体造成损伤。这时就需要专业的移植医生为他们做出详细而专业的解答，将有可能出现的各种问题和可以采取的处理办法告知供者。向他们解释清楚捐献的过程并不会对其身体造成很大的影响，但是却可能挽救一名患者，并且说明如何成为一名合格的供者。造血干细胞的无关供者通常都是社会上的志愿者，若需要其提供造血干细胞，应先征得供者的同意并取得其配合。如果供者是儿童，则需要征得供者父母的同意，并且获得法律程序的认可。

2. 供者身体检查的准备

骨髓供者和外周血干细胞的供者需提前对身体做详细的检查，以确定其是否能够成为其供者。

（1）常规检查：常规检查包括心脏、肾功能、肝脏及生化检查；血型检测和血常规检查。

（2）血液性传播疾病检查：血液性传播疾病的检查主要包括：巨细胞病毒、梅毒、HIV、肝炎病毒及 EB 病毒的检查。如果核心抗体呈阳性或 HBV 的表面抗体呈阳性，表面抗体呈阴性，依然可以成为造血干细胞的供者；若供者的 HCV 抗体（丙肝病毒抗体）呈阳性，则需对其进行丙型肝炎病毒（HCV–RNA）检查；如果检查结果呈阳性，则不应成为造血干细胞的供者。若供者的 EB 病毒呈阳性或巨细胞病毒呈阳性，不应成为捐献的的禁忌证，但是移植后会增加并发症的发生概率。

（3）心脏、肝肾功能检查：同受者检查。

（4）年龄：供者的年龄则无明显限制，有最小的供者仅 1 岁，最大者超过 55 岁。但就无关供者而言，美国的国家骨髓库目前只允许 18—55 岁者列入登记。

（5）其他：若干细胞移植之前供者有为受者献血的经历，那么应当将其作为一个容易致敏的因素。如果各方面条件相同，则应优先选择以下供者：一是男性；二是无怀孕史的女性；三是没有过输血经验的供者。若供者的家族有遗传病史，则需对其进行细胞遗传学的相关检查。

（四）造血干细胞的采集

1. 骨髓造血干细胞的采集

（1）器械与试剂

主要包括：一是注射器（50mL）；二是采血袋；三是注射器针头（17、18 号）；四是过滤网（不锈钢）；五是普通骨髓穿刺针；六是特制多孔针头。若需对造血干细胞进行冻存，则需另备防冻剂、液氮、程控降温仪及冻存专用袋等。

（2）方法

1）部位与步骤：

造血干细胞的采集需要在无菌手术室进行操作。国外在采集过程中通常采取全身麻醉，优点在于能够减少供者的痛苦，特别是儿童供者，但缺点是全身麻醉会出现一定的并发症，而且较为麻烦。我国通常会对供者采用硬膜外的麻醉，其优点是手术较为简单，并发症发生的概率较小。采集骨髓的最佳部位通常为髂后上棘，也可以在其他部位进行采集，包括胸骨、棘突部位、髂前上棘。从多个点的不同深度进行骨髓采集，每个点约采集骨髓血 10—15mL。抽取骨髓的注射器应事先吸取一定量的肝素 – 生理盐水溶液（肝素浓度为 10U/mL），以防骨髓凝聚。需采集的骨髓血总量为受者体重计，15—20mL/kg（1000mL 左右），可收集单核细胞（MNC）3×10^8/kg。供者所供骨髓中含肝素量为 1000—1500U，故给受者输供者骨髓时要同步输入鱼精蛋白，以中和输入的肝素。需要根据接受骨髓移植患者的体重以及供者的具体情况来确定有核细胞的数量，自体骨髓移植（auto–BMT）有核细胞需要数量为 $(0.5—1) \times 10^8$/kg；异体骨髓移植（allo–BMT）有核细胞需要数量为 $(2—4) \times 10^8$/kg。若需要对骨髓进行体外的处理，会对干细胞的数量造成一定的损失，这种情况下应当增加干细胞的采集量。若供者的干细胞采集量达到400mL 时，则应当将事先准备好的自身血输回到供者体内，避免其出现休克现象。所以，在进行采髓操作之前应当做好供者自身输血的相关准备，在采集骨髓前的两周至三周前应当采集供者的自身血 300—500mL，在正式采集之前的一周左右回输到供者体内，此时再采集供者的血液 600—800 mL，以用作采髓操作开始后的回输。若供者无法进行自身血液的输血，还可以另外准备异体血 800—1000mL，但异体血液需经 25Gy 照射。

2）过滤与回输：

使用 17、18 号针头对采集到的骨髓进行两次过滤，也可以采用不锈钢网进行过滤，然后注射进采血袋中。所采集到的骨髓需在 72h 以内输入到受者体内，输入位置为锁骨之下的大静脉插管处。在输入供者体内前，需要将装有骨髓的采集瓶或血袋倒置，倒置时间为 30min，保证骨髓中所含的脂肪浮在上层，即将输完时，将上层所浮的脂肪滴弃去，以避免出现脂肪栓塞。若供者与受者的血型不相合，需要将骨髓中的红细胞除去，去除有多种方法：比如采用血细胞分离机法进行分离，采用羟乙基淀粉去除法去除等，需要将富集起来的白细胞层的细胞输入到受者体内，避免出现溶血。

（3）采集的注意事项

1）采髓不宜过快。

2）采集过程中，应不断监测患者生命体征，如果遇到生命体征不稳定时，要放慢采髓速度，并注意输液及输血速度，最好与采髓预定量平衡。

3）采髓前应用粒细胞集落刺激因子（G-CSF）可以动员造血干细胞进入外周血。供髓者所供骨髓为骨髓与血的混合物，故应用 G-CSF 的骨髓血中造血干细胞数量增加，有利于造血细胞的植入。

（4）采集并发症及处理：

总体来讲，采集骨髓手术是非常安全的，对于供者来说，不会造成任何影响。术后会出现如下反应，局部疼痛、心率加快、血压降低、原因不明的发热、心律失常等，针对相应症状进行处理后会在较短时间内得到恢复；偶尔有供者会出现穿刺部位的感染或渗血，出现这种情况可给予抗生素的对症治疗或进行输血；很少会出现危及供者生命的并发症，若发生这种情况，则多为供者早前已有健康方面的问题。

2. 外周血造血干细胞（PBSC）的采集

（1）采集方法：外周造血干细胞的采集方法与成分血的单采技术相似，也是通过血细胞分离机来采集 PBSC。分离的方法大多为淋巴细胞分离程序，通常采用大静脉穿刺法进行采集。若外周静脉穿刺存在困难，则需通过中心静脉进行穿刺。关于血流速度，成人在采集时保持在 50—60mL/min，每一次分离的循环数为 4—6 次，经分离的血液总容积约为 10L，根据供者的情况，既可连续进行采集，也可隔天进行采集。在对儿童进行采集时，分离血液的容积和血流的速度需要根据儿童的体重和年龄来具体确定。在对儿童供者进行采集前，医生需要做好以下相关工作，以保证采集的成功率。

1）采集前准备：供者在接受采集手术之前的 24h 内，供者需禁食油腻食物，手术当天早晨禁止食用牛奶，以避免出现乳糜性血液，对机器的探测值造成干扰，导致细胞的采集受到影响。

2）静脉插管十分必要：在对儿童供者进行骨髓采集时，血流量应当保持在 20—30mL/min，每次采集的时间为 3—5h，但是考虑到儿童好动，血管较细，如果采用静脉穿刺的方式进行采集较为困难，并且采集时间和血流量不容易控制，因此，一般都采用静脉插管的方式在体外建立循环通道来进行采集。

3）设置个体化的采集参数：根据不同供者的体重和体质情况，采用儿童或成人分离程序及与之相匹配的分离夹，对于体重在 20kg 以下、红细胞比积（Hct）小于 24% 的儿童，应该在采集前给予照射的红细胞悬液或全血初始化充盈分离管路，以免发生低血容量综合征。

4）观察与处理不良反应：采集过程中常见的不良反应有低血容量反应、血管迷走反应和枸橼酸盐反应等，一旦出现予以相应处理。分离单个核细胞时必须用到血细胞分管器，其原理是通过密度梯度的离心作用来将细胞进行分层，从而收集所需的 HSC。一般 3—4h 的采集时间内，可处理的血液容量为正常血容量的 2—3 倍。在对外周血进行分离的过程中，血流量为 60—80mL/h，因此，必须准备好相应流量的导管或静脉管。在对儿童进行外周血移植时，需要放置儿童专用的体内导管，此类导管的长度大约为 28—36cm。如果儿童在 2 岁以内，则应选用长度为 18cm 的导管，插入导管的位置通常为锁骨之下的静脉或者股部静脉。

（2）采集时机的选择：做好动员工作后，检测外周血干 / 祖细胞的峰值时间，对选择采集时机有积极的指导意义。国内外常用选择采集时机的参数为：

1）血细胞计数：对于化疗自体 PBSC 采集患者，在白细胞数从最低点回升至 $1 \times 10^9/L$，为开始采集的时机。国内多以白细胞数在 $(4.0—5.0) \times 10^9/L$，单核细胞比例 > 10%—30% 时为最佳采集时机。若健康供者单用 G–CSF 动员，宜在 G–CSF 使用的第 5d 白细胞计数升至 $(5.5—10.0) \times 10^9/L$、血小板计数 $\geqslant 50 \times 10^9/L$ 时进行采集。

2）CD34⁺ 细胞：CD34⁺ 的早期造血细胞不携带淋巴细胞、成熟的髓系细胞和单核细胞的标志物，其含量与 粒细胞及巨噬细胞集落形成单位（CFU–GM）呈线性相关。由于 CD34⁺ 细胞及其亚群细胞能被流式细胞仪精确测量，2h 内得到结果，可以及时反映外周血造血干 / 祖细胞峰值，因此这是决定收集干细胞的时间和评价 PBSC 的造血重建能力的快速可靠的检测方法。多数供者外周血干 / 祖细胞的峰值出现在 G–CSF 用药后 5—8d，故在动员后第 5d 开始每天检测外周血 CD34⁺ 细胞，在外周血 CD34⁺ 细胞 > 1% 时作为开始采集的指标。

（3）采集外周血造血干细胞的时间及移植"阈值"。健康供者用 G–CSF 动员时，虽在 4—6h 即可见白细胞增多，但血中 CD34⁺ 细胞只有在 3d 后才持续增加，在用 G–CSF 5—6d 达峰值，其后即使继续用 G–CSF，血中 CD34⁺ 细胞数量仍逐渐下降，故采集时间应在动员后 5—6d，以上午 9 时左右开始为宜。高体重供者、低体重受者的 PBSCT 常只需 1 次采集即可；低体重供者、高体重受者可能需采集 2—4 次才能达到所需细胞数阈值。为避免血中白细胞过高可能引起的副作用，在白细胞 > $70 \times 10^9/L$ 时，应减少 G–CSF 剂量。异基因外周血造血干细胞移植（allo–PBSCT）植入的"阈值"为：MNC > $(5—8) \times 10^8/kg$，CD34⁺ 细胞 > $(2.0—5.0) \times 10^6/kg$，CFU–GM > $(20—50) \times 10^4/kg$。

（4）采集的注意事项及并发症处理：

1）正确选择分离程序。

2）良好的血管通路，保证足够的血流速度。

3）适当的 ACD-A（A 为腺嘌呤）抗凝剂量（一种抗凝血药），过多易致 ACD 反应，过少易致产品凝集。

4）观察供体反应：第一，恶心头晕或口周、手足麻木等，应及时处理；第二，采集中可提供饮料或糖水以防被采集者饥饿或低血糖；第三，采集后可有暂时性血红蛋白及血小板减少，一般不输血小板，一周内可恢复正常；第四，采集之后若出现头疼、发热、困乏或腰背部的疼痛，可对症状进行相应的处理，若供者在经过抗炎处理后，仍然持续发热，则不宜进行采集；第五，供者若出现恶心和呕吐现象，此类症状属于血管的反应，应当给予供者吸氧，将血流的速度减慢，此症状可以得到明显缓解。

五、预处理设计及各类方案

预处理是指移植前 14d 内至移植前当天给予患者化疗和放疗的处理措施。预处理作为造血干细胞移植（HSCT）的重要环节之一，对移植结果的影响至关重要。

（一）预处理方案制订的基本原则

医生需要提前设计好预处理方案，在设计方案时需要考虑的因素包括：患者的年龄、治疗的目的、疾病的种类、移植的具体类型，脏器的功能等，据此来确定预处理的具体方案及剂量。另外还有其他因素会对预处理造成影响，对此也需要进行考虑，其中，需要特别考虑药理学、药效学等因素的影响。在预处理中需要选择那些活性半衰期较短的药物及其代谢产物，以避免对造血干细胞产生毒性作用，从而对造血干细胞的移植及生存产生负面影响。

在制订小儿白血病 allo-HSCT 预处理方案时，可参考以下原则：

（1）针对难治性的、危险性高的或是复发性的患者，预处理方案中应当包含全身照射（TBI）。在选择化疗药物时，不仅要对其免疫抑制的强与弱程度进行考虑，还需要考虑患者既往对白血病细胞是否敏感，尽可能将残留病进行消除。

（2）若患者正处于发育期或预后情况较好，则应当尽量避免使用含有 TBI 的化疗方案；若患者能够耐受，则应当尽量选择敏感、足量的对症药物，尽量降低复发概率。

（3）若患者接受的是无关供者的骨髓，或是 HLA 的位点半相合、不相合，在选择预处理方案时还应当给予患者免疫抑制剂，目的是避免出现移植后的排斥和重度GVHD，此时要防止感染的发生。

（4）若患者的器官功能受到损伤，预处理则应当选择骨髓非清除性的方案，并且设计完成相关方案之后，还需要对 GVHD 的预防方案做出调整，帮助患者重建免疫功能，进一步增强 GVL 的作用，降低复发率。

（二）预处理方案设计

目前已用于临床的预处理方案较多，各具优缺点，何为最佳方案尚无统一标准。医生在设计预处理方案时，既要符合基本的治疗原则，也应当针对不同的患者给出个性化的方案。如果将是否包括放疗作为标准，预处理方案可以分为两类：一类为不含 TBI 的方案；另一类为含全身照射的方案。如果按照清除骨髓的作用程度，预处理方案也可以分为两类：一类为清髓性的方案；另一类为非清髓性的方案。

1. 清髓性预处理方案

这是最常用的方案，按是否含 TBI 可分为两类：

（1）含 TBI 的预处理方案：TBI 对于免疫的抑制作用十分明显，并且伴随着剂量的加大，会明显提升对造血系统相关的恶性肿瘤的周期非特异性的杀伤力。国外的相关机构提出了一次性（Single，S）TBI 7—10Gy。剂量率在很大程度上由患者对总剂量的耐受度来决定。剂量率指的是在单位时间内，患者受到的照射总剂量。有研究认为，若剂量率大于 66CGy/min，容易导致间质性肺炎的发生。后为减轻 STBI 的毒性反应，改为分次（F）TBI，即 FTBI。经典的 FTBI 为 2.0Gy，2 次 /d×3d，总量 12Gy。目前推荐 TBI 总剂量 10—14Gy，分 2—4 次照射。

由于单用 TBI 还不足以消灭体内的恶性肿瘤细胞，TBI 必须与化疗药物合用。环磷酰胺是最常用的化疗药物，这种药物在抗肿瘤的各种药物当中，有着较强的免疫抑制作用，能够促使 TBI 的作用增强，不会对造血系统之外的人体器官产生毒性，因此可以将其纳入标准的预处理方案之中。环磷酰胺的标准剂量为 60mg/（kg·d），连续使用 2d。环磷酰胺与 TBI 相加能够对急性和慢性白血病产生明显的疗效。研究发现，若治疗方案中有 TBI，单独使用环磷酰胺并不能取得较好的疗效，而需要根据患者的疾病种类来选择其他药物配合使用，比如阿糖胞苷（Ara-C）24—36g/m²、依托泊苷（VP-16）60mg/kg、左旋苯丙氨酸氮芥（Mel）140mg/m² 等。在时间方面，有些研究者认为，应当先对患者进行化疗，但也有研究者认为，应当先对患者进行放疗，再进行化疗。

虽然 TBI 的疗效值得肯定，但是其副作用也非常明显，不仅患者近期会受到毒副作用的影响，而且在远期内也会感受到副作用，比如会引发儿童患者发育迟缓，导致性腺损伤，患白内障，引起继发性的肿瘤等，而且接受移植的患者年龄越小，这些影响就越明显，会对患者的生活质量造成严重影响。因此，在儿童 HSCT 中应权衡利弊。目前仅用于年龄＞2岁复发或难治性急性淋巴细胞白血病的预处理方案中。

（2）不含 TBI 的预处理方案：鉴于 TBI 的毒副作用，尤其在儿童中更为突出，因此儿童 HSCT 尽可能使用不含放疗的预处理方案。此外有部分患者移植前已经接受过大剂量放疗，不宜再进行放射治疗，联合化疗药物组成的不含 TBI 的预处理方案备受人们重视，而且此类预处理无须 TBI 的特殊设备。化疗预处理方案中应以细胞周期非特异性药物为主。常用的预处理方案有：

1）"经典" Bu（马利兰）+CTX：Bu 4mg/（kg·d）×4d，CTX（环磷酰胺）60mg/（kg·d）×2d 或 50mg/（kg·d）×4d。

2）Bu（马利兰）+CTX+ATG（抗胸腺细胞球蛋白）：Bu（马利兰）14—16mg/kg 分 4d 给药，CTX 50mg/（kg·d）×4d，ATG 2.5—7.5mg/（kg·d）×3d。

移植前化疗方案可在上述基本方案中酌情调整，并加入针对性的化疗药，如 VP-16、大剂量 Ara-C 及去甲柔红霉素等。Thomas 等随机分组比较了 Bu+CTX 和 CTX+FTBI 方案对 CML 的疗效，结果，在生存率及复发率方面均无差别，患者对 Bu+CTX 方案的耐受性优于 CTX+FTBI。Devergie 等比较 Bu+CTX（Bu16mg、CTX 120mg/kg）与 STBI 10Gy+CTX 120mg/kg 或 FTBI 10Gy+CTX 120mg/kg 的效果，结果，三组预处理的 5 年无病生存率亦无显著差异。

2.非清髓性预处理方案

非清髓性造血干细胞移植（NST）、小移植和减低预处理剂量的移植（RIC-HSCT）同属一类移植方式，目前多以 RIC-HSCT 和 NST 命名。与上述传统的清髓性预处理方案相比，非清髓性预处理方案采用放/化疗的剂量较小，而且加入了一些免疫抑制作用较强的药物，其目的是让接受骨髓移植的患者的免疫功能被抑制，避免对移植物产生排斥，并不是要对患者体内的恶性肿瘤细胞以及骨髓中的造血细胞进行完全的清除。allo-HSCT 是较为安全的，因为患者接受移植后的一定时间内，医生会将供者的淋巴细胞再次输回患者体内，刚接受移植时的混合嵌合体会发展成为完全嵌合体，患者体内原本残存的受体细胞会被清除。采用这种预处理方案，放疗和化疗的剂量不大，强度也不高，因此，所产生的毒副作用也相对较小，患者体内的造血系统恢复较快，死亡率也会大大降低。

非清髓性预处理方案多达 20 多个，尚未形成统一方案，最佳组成目前尚在探索中。

应用较多的是以氟达那宾（Fludarabin）为主的组合方案：Fludarabin 25—30mg/（m² · d）×（4—6）d，在此基础上加 CTX 60mg/（kg·d）×2d±ATG 10—30mg/（kg·d）×（3—4）d。

有的学者用 Bu 4mg/（kg · d）×2d）或 Mel 70—90mg/m² 或 Ara-C 1g/（m² · d）×4d 与去甲柔红霉素 12mg/（m² · d）×3d 取代上述方案中的 CTX。西雅图移植中心则用 TBI 2Gy，在移植前一天起，口服环孢素 A，并于移植当天起，口服麦考酚酯（MMF，连服 27d）。用以上预处理方案为 46 例患者进行 allo-BMT，其中有 32 例是在门诊进行的，移植相关死亡率仅 6.5%，非致命性排斥率仅 16%，急性 GVHD 发病率 36%。

非清髓性 allo-HSCT 的缺点：

（1）植入不稳定，植入失败率高达 10%—20%。

（2）易发生排斥，导致白血病复发率增高。

（3）因输入干细胞前后应用了强烈的免疫抑制剂，细菌和病毒感染率较高。

因此，非清髓性预处理是否适用于白血病目前意见不一。

（三）常见各类预处理方案

各类预处理方案组成及各种疾病常用的预处理方案见表 5-2 和表 5-3。

表 5-2 常见预处理方案组成

方案	总剂量	每日剂量	使用天数	用法
传统"经典"方案				
CTX/TBI				静脉滴注
CTX	120mg/kg	60mg/kg	-6，-5	
TBI	12—14Gy	4—4.5Gy（分 2 次）	-3，-2，-1	
Bu/CTX				
Bu	16mg/kg	4mg/kg	-9，-8，-7，-6	口服
CTX	200mg/kg	50mg/kg	-5，-4，-3，-2	静脉滴注
BACT				
BCNU	200mg/m²	200mg/m²	-6	静脉滴注
Ara-C	800mg/m²	200mg/m²	-5，-4，-3，-2	静脉滴注
CTX	200mg/m²	50mg/m²	-5，-4，-3，-2	静脉滴注
6-TG	800mg/m²	200mg/m²	-5，-4，-3，-2	口服
替换"标准"方案				
Bu/CTX				
Bu	16mg/kg	4mg/kg*	-7，-6，-5，-4	口服
CTX	120mg/kg	60mg/kg	-3，-2	静脉滴注

方案	总剂量	每日剂量	使用天数	用法
TBI/VP-16				
TBI	12—14Gy	4—4.5Gy（分2次）	−7，−6，−5，−4	
VP-16	60mg/kg	60mg/kg	−3	静脉滴注
Bu/MEL				
Bu	16mg/kg	4mg/kg*	−5，−4，−3，−2	口服
Melphalan	140mg/m²	140mg/m²	−1	静脉滴注
强化方案				
Bu/CTX/MEL				
Bu	16mg/kg	4mg/kg*	−7，−6，−5，−4	口服
CTX	120mg/kg	60mg/kg	−3，−2	静脉滴注
Melphalan	140mg/m²	140mg/m²	−1	静脉滴注
TBI/TT/CTX				
TBI	13.8Gy	3.75Gy（分3次）	−9，−8，−7，−6	
Thitepa	10mg/kg	5mg/kg	−5，−4	口服
CTX	120mg/kg	60mg/kg	−3，−2	静脉滴注
减低强度方案				
TBI/Fluda	2Gy	2Gy	0	
TBI	90mg/m²	30mg/m²	−4，−3，−2	
Fluda/Bu/ ± ATG				
Fluda	150mg/m²	30mg/m²	−9，−8，−7，−6，−5	静脉滴注
Bu	8mg/kg	4mg/kg	−6，−5	口服
ATG	10—12mg/kg	2.5—3mg/kg	−4，−3，−2，−1	静脉滴注
Fluda/CTX/ ± ATG				
Fluda	150mg/m²	30mg/m²	−9，−8，−7，−6，−5	静脉滴注
CTX	200mg/kg	50mg/kg	−5，−4，−3，−2	静脉滴注
ATG**	10—12mg/kg	2.5—3mg/kg	−4，−3，−2，−1	静脉滴注

注：* 静脉 Bu 剂量为 3.2mg/kg；** 根据动物来源不同调整 ATG 剂量。

表5-3 常见疾病的预处理方案举例

方案	总剂量	每日剂量	使用天数	用法
再生障碍性贫血				
CTX/ATG				
CTX	200mg/kg	50mg/kg	−5，−4，−3，−2	静脉滴注
ATG**	22.5mg/kg	7.5mg/kg	−4，−2，−1	静脉滴注

方案	总剂量	每日剂量	使用天数	用法
CTX/ATG ± Fluda				
CTX	200mg/kg	50mg/kg	−5，−4，−3，−2	静脉滴注
ATG**	22.5mg/kg	7.5mg/kg	−4，−2，−1	静脉滴注
Fluda	150mg/m²	30mg/m²	−9，−8，−7，−6，−5	静脉滴注
血红蛋白病（地中海贫血）				
Bu/CTX				
Bu	14—16mg/kg	3.5—4mg/kg*	−9，−8，−7，−6	口服
CTX	160—200mg/kg	40—50mg/kg	−5，−4，−3，−2	静脉滴注
Bu/CTX/Fluda/ATG				
Bu	14—16mg/kg	3.5—4mg/kg*	−9，−8，−7，−6	口服
CTX	160—200mg/kg	40—50mg/kg	−5，−4，−3，−2	静脉滴注
Fluda	150mg/m²	30mg/m²	−9，−8，−7，−6，−5	静脉滴注
ATG**	12mg/kg	4mg/kg	−4，−3，−2	静脉滴注
白血病				
CTX/TB				
CTX	120mg/kg	60mg/kg	−6，−5	静脉滴注
TBI	12—14Gy	4—4.5Gy(分2次)	−3，−2，−1	
Bu/CTX				
Bu	16mg/kg	4mg/kg*	−9，−8，−7，−6	口服
CTX	200mg/m²	50mg/m²	−5，−4，−3，−2	静脉滴注
Bu/CTX/Mel				
Bu	16mg/kg	4mg/kg*	−7，−6，−5，−4	口服
CTX	120mg/kg	60mg/kg	−3，−2	静脉滴注
Melphalan	140mg/m²	140mg/m²	−1	静脉滴注
淋巴瘤				
BACT				
BCNU	200mg/m²	200mg/m²	−6	静脉滴注
Ara−C	800mg/m²	200mg/m²	−5，−4，−3，−2	静脉滴注
CTX	200mg/kg	50mg/kg	−5，−4，−3，−2	静脉滴注
6−TG	800mg/m²	200mg/m²	−5，−4，−3，−2	口服
CBV				
BCNU	300—600mg/m²	100—200mg/m²	−8，−7，−6	静脉滴注
VP−16	800mg/m²	200mg/m²	−8，−7，−6	静脉滴注
CTX	6g/m²	1.5g/m²	−5，−4，−3，−2	静脉滴注

续表

方案	总剂量	每日剂量	使用天数	用法
Fanconin 贫血				
Bu/CTX/Fluda/ATG				
Bu	6mg/kg	1.5mg/kg[*]	−9，−8，−7，−6	口服
CTX	40mg/kg	10mg/kg	−5，−4，−3，−2	静脉滴注
Fluda	100mg/m^2	25mg/m^2	−5，−4，−3，−2	静脉滴注
ATG[**]	7.5mg/kg	2.5mg/kg	−4，−3，−2	静脉滴注

注：[*] 静脉 Bu 剂量为 3.2mg/kg；[**] 根据动物来源不同调整 ATG 剂量。

第六章 危重病发病机制研究进展

第一节 危重症与机体的应激反应

在一些感染、重创和休克等危重症中，感染因子和非感染因子都会加重病症，患者在抵抗致病元素时，自身的机体会相应地产生应激反应（SR），这种典型的刺激反应，是全身系统对外界危险的一种防卫反应，具体来讲，就是交叉感官神经支配脑部下丘脑和肾上腺骨髓，使之产生相应的垂体，最终刺激肾上腺皮质层兴奋起来，引发了这种全身的非特异刺激反应，这种独特的反应，会触发人体的每个器官组织，破坏了身体自身的稳定性，增加治疗的难度。进入 20 世纪中期，医学界渐渐了解到，微循环遇到障碍才是导致危重病症发展成休克状态的根本生理原因。一旦一些病原体侵入体内，会导致身体系统的运转速度放慢，血液不能及时供给，使身体的组织细胞供血不足，组织器官无法正常工作，进而产生了器官衰竭的恶果。临床实践说明，不同的后期发展的刺激元素，会导致相同的微循环障碍，并且这些微循环障碍是不断发展的，与最初的刺激元素作用时，导致的结果会不相同。这样的临床现象，引起了医学界专家的注意，专家强调，初始的刺激元素会侵染内脏器官和各种血管，为白细胞增长提供动力，增强其侵蚀的能力，直接导致微循环障碍的启动，同时，伴随有儿茶酚胺类的刺激分子的产生，进一步强化了微循环障碍的启动程序。一直到 1980 年，医学界还是认为促进病症严重的微生物，是危重症病发的根源，于是，广泛针对特殊微生物研究特定的抗生素以便抵抗病原体。时过十年，医学研究者再次强调，毒素和病菌要一起防治，在他们看来，破坏人体细胞组织的细菌和这些细菌排出的毒素，都是导致危重症发生发展的关键因素，必须重视对二者的防治工作。

在科学技术发展的今天，医学领域对危重症的病原体的认识也随之得到改变，以现有的认识水平为基础，医学界发现，有一种炎症介质，对危重症的发生发展起着不可忽视的作用，于是便开启了研究这种介质的治疗历程。

医学上所说的机体应激反应，主要是指机体对外界危险元素的一种正常回应，没有任何特异性元素的参与，体内的许多器官组织都会产生相应的反应，致使身体内部结构的运转机能被破坏，血液出现问题，血液中产生了毒素，当含有毒素的血液流动时，促进了炎症介质的产生，使身体遭受炎症介质的侵袭，进而导致机体产生了各种不良的反应。

一、内毒素血症

在危重症的发生发展过程中，内毒素血症的产生起到了推动作用，成为此过程中不可缺少的关键环节。这种症状主要是内毒素对人体血液的一种攻击反应，临床表现为发烧发热症状，病症的病原体是内毒素，这是一种含有 G^-、G^+ 菌体膜的特殊脂多糖，内毒素细菌体自身在血液中瓦解后释放出大量的毒素和细菌，导致正常机体发生病变。在有害毒素和感染细菌的侵染下，机体肠道内的黏膜开启了屏蔽功能，使肠道拒绝吸收这些物质，但随着毒素和细菌的深度侵入，黏膜的屏蔽功能开始失去了作用，进而导致其他器官产生功能性障碍，尤其是肝脏器官中的 Kupffer 细胞所具有的对有害细胞的清除作用，受到严重的破坏，当这些器官的相应功能受到影响后，毒素和细菌便引发内毒素血症。此种症状的根源在于一种叫内毒素的元素，它可以引发严重的免疫炎症，促进机体中的细胞粒子转化为炎症介质，导致特异性的机体反应的发生，扰乱机体系统的有序运作。

二、体液因素的变化

身体内的液体会随着机体对外界危险的应激性反应而发生变化，从而导致体液中的元素发生变化。

1. 儿茶酚胺

机体应激反应使交叉感官神经支配肾上腺骨髓，激发髓质的兴奋点，从而促进儿茶酚胺的不断释放，其释放速度随着病症的轻重缓急而提高或减慢。从对动物的临床试验中可以看出，病症的好与坏，不仅由体内血液中的肾上腺素决定，还与体内血液中的去甲肾上腺素有密切关系，两种肾上腺素含量越高，病情越严重，并且随着患者步入死亡轨道，两种肾上腺素的含量会持续上升。根据医学界的研究显示，危重症患者在初期时的机体应激反应，有一定的现实意义和替代意义，有利的一方面是促进心脑部位以外的其他身体部位所散布的毛细血管收缩，提高血液的流转速度，使血管产生了对周围环境的一种压迫力，保证全身的血液供应量；不利的一方面是血液供应的速度加快，导致血液对腹部组织系统的滋润不足，无法保证对循环血液的有效利用，最终使病症进一步恶化。以儿茶酚胺的增加为例，当兴奋因子不断作用于交叉感官神经时，机体内血浆中的儿茶酚胺含量逐渐上升，最终引发了突发性脑部流感与呼吸急促的病症综合征，此时血液中的儿茶酚胺含量，超过了普通脑部流感中脑髓质的儿茶酚胺含量的三倍。用健康的动物做实验，当为其注射休克水平时的儿茶酚胺时，健康动物也会处于休克状态。因此，交叉感官神经系统和肾上腺素系统的兴奋状态，是危重症不断恶化的导火索，基于这种致病机理，医学中便使用酚卡明来抑制两大系统的兴奋感。

2. 血管紧张素

在交叉感官神经持续处于兴奋状态时，肾素的含量水平便会有所提升。正常情况下，从肾素的释放到血管紧张素的释放，再到醛固酮的释放，整个调节过程可以维持机体的代谢和吸收的平衡。一旦病症愈发严重，肾脏对肾素的释放会受到影响，肾脏部位的血液回血速度减慢，导致肾脏处的供血量不足，刺激肾小球大量释放肾素，当大量的肾素进入血管后，肾素先是转化成血管紧张素 I，后在肺部器官的作用下，酶解成血管紧张素 II，导致其在血液中的含量暴增，与正常情况相比，含量高出60倍。这种特殊的紧张素可以提高血管对周围的压迫力，在持续升压的状况下，血管的紧缩性逐渐增强，最终造成供血不足的恶性结果，但这种强烈的收缩状态，却在应激反应中发挥着有益的作用，在提升血液容量的同时，为机体器官输送血液。以血管紧张素 II 为例，它特有的受体起着缓解血管紧缩性的作用。

3. 血浆抗利尿激素（ADH）

机体的血液容量在血液循环中需要保持一定的量，一旦血容量减少，心脏处的血供应量就会急速减少，引起左心房的血液感应器官的活跃性降低，这时 ADH 的释放量剧增，最多可达到通常情况下的100倍，当血管中含有大量的 ADH 时，血管的紧缩性会提升，使五脏器官的缺血症状一度恶化，加速器官的老化和衰竭。

4. 5-羟色胺

它具有收缩血管的作用，是一种极佳的调节剂，在其作用下，肺部的血管紧缩效果很明显。这种物质的初始释放量惊人，在对动物的临床试验中，研究人员将内毒素注入动物体内，瞬间便产生了大量的 5-羟色胺。医学上一般使用类固醇来抑制这种危险物质的产生，使用肝素来阻止 5-羟色胺的剧烈作用。

5. 内皮素（endothelin, ET）

它收缩血管的作用非常明显，以一种多肽类的形式存在，分布于机体各处器官，这种物质一般产生于缺乏氧气且供血不足的环境中，作用于机体内部，既可以紧缩肌肉组织和血管管壁，又可以提升下丘脑的活跃性，促使其释放大量的无用激素，从这方面讲，内皮素是神经组织的分泌激素。内皮素的含量水平关系到危重症的发展状况，一旦其含量增多，像心脏衰竭、呼吸急促、婴儿窒息性病症，以及感染性质的休克等危重症，会向着更加严重的方向发展。基于这一点，医学界在研究一种内皮素的转化酶，并针对其受体研制新的拮抗剂，为治疗危重症提供方案。

三、内分泌的变化

机体处于低血压和休克状态时，内分泌代偿性的增高，如糖皮质激素、胰高血糖素、胰岛素等分泌量均增加。

1. 胰高血糖素

胰高血糖素增加可引起高血糖症，是危重症患者在应激状态下常见的糖代谢紊乱，多发生于重症感染、缺血、缺氧、循环功能障碍时。病情越危重，应激反应越强，血糖水平也越高；随血糖水平上升，病死率也上升。当血糖 > 10mmol/L 时，病死率竟高 70%。因此，血糖水平可以作为判断预后的指标。血糖水平与血乳酸水平是一致的，高血糖时常伴有高乳酸血症。

2. 胰岛素

应激状态下血胰岛素含量高于正常，胰岛素由胰岛 β 细胞合成并分泌，具有抑制葡萄糖产生和脂肪分解，促进糖利用和蛋白质合成等作用。当血糖升高时，胰岛素分泌量增加，但因周围组织中产生胰岛素拮抗物质增多，使其降低血糖的作用削弱，因此出现高血糖和高胰岛素同时存在的不协调现象。胰岛素拮抗是指胰岛素达到一定的水平，但仍不能达到预期的生物效应，即称为胰岛素拮抗。这与细胞内能量缺乏有关。

3. 糖皮质激素

应激状态下，肾上腺皮质层的分泌物增多，这种分泌物便是糖皮质激素，它的释放量的多少，并不会决定危重症的好与坏，也不会决定应激状态下溃疡疾病的产生和发展。在某省曾观察过一例危重症患者，当其机体发生应激性溃疡时，体内的糖皮质激素含量却不高，甚至比正常人的含量还低。

4. 甲状腺激素

这种激素在危重症患者中很常见，即使是甲状腺健康的危重症患者，其体内也会产生甲状腺激素，临床实验表明，一些典型的非甲状腺型的危重患者，其甲状腺激素均有明显的变化：T_3 降低，γT_3 升高，$T_3/\gamma T_3$ 比值低于正常；$T_3/\gamma T_3$ 比值正常为 2.6 ± 0.68，危重症时比值为 0.5—1。与疾病的关系为 T_3 降低，γT_3 升高，与病情的严重程度密切有关。

5. β – 内啡肽

当处于感染性休克状态时，这种物质的含量水平会明显提升，它在机体内部以阿片样存在，其分泌量增加时，感染程度加深。β – 内啡肽本身具有的功能有：弱化组织细胞的膜泵的保护性；压制心脏血管的输送作用；破坏 ATP 酶的酶化作用；引起细胞的体积不正常膨胀。医学上针对其受体研制了拮抗剂，即用纳洛酮阻碍其有害性。

四、代谢的变化

应激反应时高代谢，是代谢变化的特征，表现为高血糖、负氮平衡、高乳酸血症，为蛋白质分解加速所致。应激状态下机体缺血缺氧，神经内分泌因素兴奋，机体分解代谢亢进，无氧代谢增加，酸中毒也严重。通过对动物开展实验表明，将大肠埃希菌内毒素注射进狗的身体后，会导致其休克，随后在 5min 之内狗就会出现酸中毒的现象，并且休克的时间越长，病情越重，酸中毒的症状就越重、越明显。此外，还可发现这样的情况：酸中毒的情况越严重，预后也会变得越差，两者具有相关性。因此，在治疗的过程中，需对酸中毒的情况进行及时纠正，要严格控制向患者输入含糖的溶液。

五、炎症介质释放

（1）中性粒细胞（PMN）被激活，活跃因子的数量增多，当处于危重阶段时，有害菌体和免疫球蛋白会大量侵蚀受感染的器官组织，导致器官发炎部位的中性粒细胞大量释放，同时，机体的耗氧量剧增，这些氧气在单电子的作用下，氧化成超氧自由离子，阴性的自由基遇到细胞膜上的不饱和脂肪酸，加快脂肪类氧化物的产生，破坏了原有的细胞结构，弱化了细胞膜的自有功能，抑制了一些有益酶的转换性能，尤其是阻碍了磷脂酶的正常转换，使之释放出大量的血栓素 A_2，这种激素对血管的选择吸收功能有一定的破坏性，导致血管壁的通透性过分增强，最终造成细胞组织的水肿现象。医学上对有害的自由基一般会使用相应的清除剂，以保证细胞组织的结构完整性，有效避免水肿现象的发生。

（2）单核细胞、巨噬细胞、中性粒细胞被内毒素激活后，则释放炎症介质，如肿瘤坏死因子、白细胞介素、血小板激活因子等，是一类缓解炎症症状的有益因子，若这种介质的含量保持正常水平，有助于机体对抗外界病菌的感染，一旦释放量超出正常水平，便会导致严重的炎症反应，当释放量持续增长时，机体的许多组织器官会面临衰竭的后果，更严重的会导致器官的直接死亡。炎症介质的含量水平和机体内毒素的含量水平，保持一种正相关的关系，炎症介质的含量增多，内毒素也会增多。因此，治疗要时刻注意维持患者体内的内毒素和炎症介质的含量水平。

六、应激性溃疡

医学上所讲的应激性溃疡疾病多发生在 1—4 岁的儿童群体中，它的病变部位是胃，通常在一些患有重度烧伤、严重休克，以及败血症的儿童身上容易发生，临床现象是频繁出现胃部黏膜的溃烂，并且伴有大量的胃出血现象，胃部病变严重者，经常会吐出带血物质，更为严重的，可能会出现剧烈的腹痛现象；胃部病变较轻者，唾液中偶尔会出现血丝状物质。这种应激性溃疡的轻重性不好判定，医学上一般采用西咪替丁来治疗，用药量须保持在每次 25—40mg/kg。

综上所述，常见的危重症的刺激因素很多，既可以是致病菌体的入侵所致，也可以是由于机体自身的过激防卫所致，在临床实践中，必须在治疗过程中明确感染病理，通过对外界有害菌体的抵制和对机体的应激反应的控制，有效对抗疾病，恢复机体的健康状态，达到医学上的治愈效果。

第二节　自由基与感染

在科技水平不断提高的今天，医学领域在许多疑难病症的研究上更加深入，并已经掌握病症的患病原理，发现了自由基在危重症的感染过程中，发挥着关键作用。自由基的发现是医学界的重大突破，开创了医学水平的新高度，获得了业内人士的高度关注。

自由基的显著特征是灵活性强，稳定性差，可以在短时间内变换各种样态，它是一种游离基，包括一些游离在外围轨道附近的奇数电子原子团（OH・RO・ROO）、奇数电子分子（NO，NO_2，O_2），以及奇数电子原子（H・Cl），这些游离基以连锁式反应为主，持续不断的连锁反应，加剧了病症对机体的破坏程度，其中，最为致病的自由基，是羟自由基（OH・）和超氧阴离子自由基（O_2^-）。

一、体内自由基的来源

机体的自由基由奇数电子构成，这种自由基是在特定环境下转化而成的，既可以通过共价键分子的刺激，使偶数电子自由基转化成奇数电子的分子、原子和原子团，又可以通过偶数电子自由基，吸收单个游离电子组合而形成新的奇数电子自由基。在生命体体内，细胞膜上附着的不饱和脂肪酸状态很不稳定，双键分子在龟裂后，被不同的原子和原子团吸收，产生了带有奇数电子的原子和原子团。人体吸入的 O_2，在吸收游离电子后便变成 O_2^-，大量氧气在体内的转化要借助线粒体中含有的氧化酶的酶化作用，不断吸收游离电子，在经过四次的吸收过程后，便产生了机体内运动的水。

因此，人体吸入的氧气，需要经过还原程序才可以成为正常的机体水，这种还原过程要求氧气具备足够的吸收能力，一旦氧气的吸入电子数量不够，一些游离电子便组成奇数电子的自由基。由此可知，自由基的形成，是由体内的少数氧气的单价还原过程导致的，而基于转化氧气的数量很少，转化形成的微量自由基，便被人体自身的保护系统所清除，机体的平衡状态就不会被打破。综上所述，氧气在人体中的各种转换形式，主要是通过氧气吸收不同的电子数量产生。

几种重要自由基的生成与清除：

（一） O_2^-

O_2^- 是在氧气的单价还原过程中形成的，并且会在超氧歧化酶的作用下从人体内消失。

在超氧性歧化酶的作用下，O_2^- 酶化成灵活性较差的 H_2O_2，稳定状态下的 H_2O_2 很快便被人体的清除系统清除干净。因此，控制 O_2^- 在人体内的数量的最佳途径，是将其转化为活性较差的 H_2O_2。另外，清除 O_2^- 的其他途径，是依靠其自身的歧化作用，只是其自身的能力有限，歧化效果不及超氧性歧化酶的酶化效果。

（二） OH·

OH· 主要由 O_2^- 与 H_2O_2 在微量金属元素的催化下生成。

正常人体中 OH· 的含量很少，并且存在的时间不长，但是 OH· 有着很强的活性，能够对细胞造成严重的损害，其作用主要体现在对脂质产生的影响，能够促进脂类过氧化物的生成，在体内可被甘露醇、二甲亚砜（DMSO）、苯甲酸盐等清除。正常时超氧化物歧化酶（SOD）可清除 O_2^-，过氧化氢酶（CAT）可清除 H_2O_2，所以应当将 SOD 与 CAT 联合起来加以使用。

（三）过氧化氢（H_2O_2）

黄嘌呤氧化酶等物质，可对系氧分子产生作用，2 个电子可还原成为 H_2O_2，O_2^- 单价也可还原，细胞通过过氧化氢酶以及还原型谷胱甘肽氧化酶（GSH-PX），可以对 H_2O_2 加以清除，从而避免其破坏机体。

CAT 能使 H_2O_2 的歧化反应增强 10^8 倍，通过歧化反应还原成 H_2O 和 O_2^- 而被清除。

（四）单线态氧（$^1O_2$）的产生

单线态氧有两种产生的方法：一种为化学反应法，这是将 Cl_2 作用于碱性溶液，令其开成氯酸盐，随后将次氯酸与 H_2O_2 相混合，产生 $^1O_2$；另一种为光敏反应法，是通过光照，令一些化合物吸引波长光所散发出来的能量，使其分子能量从基态进入激发态，使氧分子从 $^3\Sigma^-$ 态达到 $^1\triangle g$ 态甚至 $^3\Sigma^+$ 时，即转变为 $^1O_2$。

转化后的 $^1O_2$ 对于电子的吸收性很强，遇到双键脂类物质时，便将其进一步氧化，并生成一种对蛋白类物质有破坏效果的氢化类过氧化物。人体自身释放的清除素，包括维生素 E、胆红素，以及胡萝卜素等。

二、自由基与疾病

（一）自由基与炎症

感染时存在于炎症区的细菌，免疫球蛋白、过氧毒素 C5a 等，可激活体内的吞噬细胞，包括中性粒细胞（PMN）、单核细胞、巨噬细胞等。这些吞噬性细胞的生长，需要大量的氧气，消耗的氧气量最多可达普通耗氧量的 20 倍，在耗氧的过程中，也会加剧对葡萄糖的消耗速度，这种现象在医学上定义为"呼吸暴发"。急速呼吸的过程就是耗氧量剧增的过程，氧气既可以在独立单元电子的作用下还原为 O_2^-，又可以借助还原型辅酶 II 氧化酶的酶化性消耗氧气。这种酶以双层的细胞体为酶化体，将双层细胞的活性释放出来并把其酶化，由还原型辅酶 II 释放的单一游离电子，穿过细胞膜，进入到细胞外液中，加速氧气与单一电子的结合并使之生成 O_2^-。

一旦组织体内发生"呼吸暴发"，组织细胞的类型决定 O_2^- 的数量，以单核细胞和中性粒细胞的比较为例，前者消耗氧气的数量要少于后者，且前者制造的 O_2^- 也比后者少；而巨噬细胞的耗氧量最高，O_2^- 的释放量也最多，释放时间也最长。

细胞生成不同的 O_2^- 是由环境和细胞组织位置决定的，相同的巨噬细胞对 O_2^- 的生产量，在腹腔和肺泡中时有所不同，相同的单核细胞对 O_2^- 的生产量，在炎症部位和非炎症部位时也有所不同。

这些单核细胞、巨噬细胞等吞噬细胞，在生产 O_2^- 后，会激活其活性，当 O_2^- 进入到超氧化物歧化酶浓度较低的细胞外液中时，细胞自身对 O_2^- 的消除能力便会降低，由此可知，自由基的存在是对人体极大的危害。

游离的自由基的存在，是对身体的一种伤害，它会损害细胞组织，成为破坏细胞膜组织结构的破坏体，促进膜与其上多价不饱和脂肪酸的相互作用，扰乱膜上的系统性，进而产生一种脂质过氧化物（LPO）。以产生自由基 R· 为例，首先是 OH· 吸收多价不饱和脂肪酸释放出的单一质子，然后两者结合形成脂肪酸自由基 R·，最终将 R· 转化为 ROO·，也就是脂肪酸过氧化自由基。

一旦释放自由基 R· 的过程一直在持续，那么机体内的 R· 的数量会剧增，使人体组织细胞遭到更加严重的伤害。

LPO 是在 OH· 的作用下，由脂肪酸形成的，这种脂肪酸是膜上特有的多价不饱和酸，在 LPO 的影响下，磷脂酶发生异常的酶化现象，先是刺激磷脂分子，之后便推动分子中的花生四烯酸转化成特殊的血栓素 A_2，它们的存在都会对细胞的系统性和血管结构的层次性造成损伤，严重时可导致血管壁的通透性过度增强，进而使血管中不易分解的物质进入间质空间，造成间质的水肿现象，同时，这些物质可以提升 PMN 的活性，增强其对血管壁的吸附性，堵塞血管，影响血液的流通速度，更加严重的是，自由基与 PMN 相互之间会产生反应，导致 PMN 的增多，最终造成炎症部位的病情进一步恶化。

（二）自由基与免疫

自由基也会对机体的免疫功能产生影响，发生细胞免疫现象时，自由基可以同时阻碍淋巴细胞的繁衍和淋巴细胞的免疫行为，进而导致整个细胞组织的免疫性降低。临床中发现，自由基的存在也会影响到 T 细胞的活性，阻碍 T 细胞转化成淋巴细胞，这种阻碍作用的产生，是由于自由基对膜上脂质物质的超氧化作用，最终造成淋巴 E 细胞受体的结构性损伤和层次性紊乱；另外，自由基对克隆技术的发展也会产生影响，如阻碍组织 B 细胞的克隆行为。自由基对机体的伤害很明显，从阻碍淋巴细胞到影响人体的全部免疫行为，都会起到抑制作用。人体自身也会影响免疫行为的发生，机体对抗体产生的阻碍性一旦减弱，便会引起严重的机体免疫病症，常见的病症有类风湿性关节炎等，由此可知，机体免疫病症的感染与自由基的存在，有着密切的关系。医学上治疗这类疾病时，常用的方法是注射清除剂 SOD。

炎症疾病的感染，是由于抗原和抗体的结合物对组织体的抑制作用，消除这种结合物，可以借助清除剂 SOD，阻碍免疫类结合物损伤机体，从这里可以看出，自由基是造成炎症疾病的关键因素。在机体遭遇炎症疾病时，吞噬细胞的活性增强，释放出大量的 O_2^-，这种离子会加重疾病对机体的破坏作用，释放出大量的白细胞刺激因子，促进白细胞的生成，造成炎症部位处的白细胞大量堆积，降低血管壁的阻隔性，进而破坏血管内细胞的完整性，造成组织间的水肿现象。所以，自由基是炎症疾病的推进剂，医学上采用相应的清除剂阻碍炎症疾病的进一步恶化。

（三）自由基与休克

自由基与医学上所说的休克，有着密切的关系，发生休克现象时，机体中游离的自由基和 LPO 的浓度都会提升。从 LPO 的数量增多来看，它的含量越多，自由基的含量越多，细胞组织被破坏的程度越深。临床中观察，当病人处于休克状态时，五脏六腑的 LPO 浓度明显提升，高浓度的 LPO 产生大量自由基，既破坏细胞的稳定性，也阻碍机体的正常代谢功能，最终使组织细胞大量破灭。血管壁具有通透性的特点，但通透性的强度不宜过高，而自由基却是提升其通透性的关键因素，一旦通透性增强，休克现象就会频发，组织细胞内外环境都会发生水肿现象。通过临床观察可以得出，休克生物体体内的内毒素含量很高，血管壁的通透性极强，脑部、肺部的水肿现象明显，这些都是自由基的作用所致。当机体处于休克状态时，内毒素与过氧毒素 C5a 相互配合，提高了 PMN 的活性，促进其释放自由基，一是加剧自由基对肺部的破坏行为，二是加剧自由基对心脏的破坏行为，减弱心脏对钙元素的吸收功能，导致心力交瘁进而衰竭致死。由此可知，心脏功能的衰弱与心肌抑制因子有关，而自由基是心肌抑制因子得以释放的关键物质。

（四）DIC

自由基的存在，也与 DIC 的释放有着密切的关系。临床显示，机体处于休克状态时，DIC 症状也会明显，LPO 的含量急剧上升，血液中的血小板呈凝固状态，血管壁的内表皮细胞受到破坏，造成这些现象的根源就是自由基，临床中采用注射 SOD 和 CAT 来抑制疾病的恶化。

（五）自由基与脑水肿

当处于脑水肿状态时，脑部器官的含氧量和供血量严重不足，组织功能变弱，发生脑水肿现象，一旦机体开始调节，随着血液的回流，氧气的供给量逐渐增多，氧气对次黄嘌呤的氧化作用增强，使黄嘌呤和尿酸的含量大大增加，最终引起自由基的数量大增，病症进一步恶化，此时的自由基含量达到顶峰，开始大规模攻击机体组织，在自由基与膜上的多价不饱和脂肪酸相互作用情况下，释放出大量的 LPO，进一步使脑水肿现象更加严重。

（六）自由基与多系统器官功能衰竭

自由基的存在会破坏组织器官的功能性，引起多系统器官的功能衰竭。在机体处于感染期时，内毒素的含量会大增，其对过氧毒素 C5a 的刺激性增强，过氧毒素 C5a 的含量增多，当内毒素作用于 PMN 时，便能提升 PMN 的活性，进而提高膜上的 NADPH 氧化酶的酶化功能，推动单一分子的进一步还原，使 O_2^- 离子在脂肪酸的作用下，释放大量的 LPO，它对细胞的破坏性极强，既造成细胞结构的紊乱，又破坏细胞组织的稳定性，增强细胞壁的通透性，阻碍壁上的活性酶的酶化功能，造成细胞膜组织的损伤，进而影响细胞内的能量释放过程和代谢过程，最终引起多系统器官功能的衰竭。因此，自由基是发生衰竭现象的根本所在。医学上通过观察血液中自由基的含量，来预测机体器官的活跃性，自由基含量越高，器官功能的衰竭现象越明显。

（七）电离辐射损伤

自由基也是电离辐射现象的促进剂，一旦机体发生电离辐射现象，电解出的自由基对生物膜和生物性核酸产生危害性，电离辐射使膜上的不饱和脂肪酸产生链式效应，生成氧化性脂类物质，进而破坏组织膜细胞的稳定性，严重时会破坏 DNA 的活性，影响机体细胞的遗传功能，损伤细胞的代谢功能。

三、自由基的清除

自由基会引起机体损伤从而产生疾病，但自由基也能帮助吞噬细胞，消除入侵的微生物。H_2O_2 在吞噬过程中有杀菌作用，这种杀菌作用可在因髓过氧化物酶（MPO）的存在被加强。

正常人体内自由基产生量较少，清除系统也会不断地清除。"产生"和"清除"在人体内维持动态的平衡状态，避免让机体遭受伤害。但在自由基产生过多或清除系统受到抑制的情况下，会让大量自由基在体内储存，从而使机体受到损害。

（一）酶类自由基清除剂

1. 超氧化物歧化酶（SOD）

SOD 是 O_2^- 的主要清除剂，他们分布在体内不同部位，其浓度水平也不完全相同，在胞质与线粒体内的浓度高于在细胞外液的浓度。在体内合成 SOD 的过程中，经常受 O_2^- 浓度的干扰。如体内的浓度高于正常浓度水平时，SOD 的合成能力也会根据浓度相应增强，但其加强的程度不是无止境的。例如 O_2^- 的产生，一旦超过了 SOD 的清除能力，机体就会受到损害。

SOD 属于金属酶，依据其结合金属离子种类的不同，会有 Cu、Zn-SOD、Mn-SOD、Fe-SOD 等，都可催化 O_2^- 歧化为 H_2O_2 与 O_2。

因为 SOD 能清除 O_2^-，在治疗一些疾病的炎症，防御氧的毒性以及抵抗辐射损伤，再到预防衰老等方面，都有着十分重要的作用，因此，人们越来越重视它的价值。

2. 过氧化氢酶（CAT）

动物的肝脏、动物体内的红细胞，以及绿色植物，是过氧化氢酶的存在源，过氧化氢酶的作用主要是促进 H_2O_2 的分解，使之分解成为 O_2 与 H_2O，避免 O_2 和 H_2O_2 之间不产生作用，从而生成有害的 $OH\cdot$。过氧化氢酶能够防止氧化血红蛋白同 H_2O_2 产生作用，避免高铁血红蛋白的生成。过氧化氢酶对细胞中的 H_2O_2 具有清除作用，而且还对 SOD 经转变催化所产生的 H_2O_2 具有清除作用。

3. 谷胱甘肽过氧化物酶（GSH-PX）

GSH-PX 是清除 H_2O_2 与许多脂类氢过氧化物（ROOH）的酶，可使 H_2O_2 转变为 H_2O，使 ROOH 还原为 ROH，在催化反应中需要 GSH 作为氢的供体。

GSH-PX 的作用：①能够对脂类氢过氧化物进行清除，GSH-PX 所具有的浓度，由它的清除速度所决定；②有部分组织当中不包含 CAT，但是会有 GSH-PX 代谢时所产生的 H_2O_2，GSH-PX 会清除这些 H_2O_2，从而保证了机体不会受到 H_2O_2 的损害；③体内的脂类氢过氧化物也会被 GSH-PX 所清除，机体受到的损害大大减轻，若能防止脂类的过氧化，则细胞的老化也会被延迟，对机体能够产生明显的抗衰老作用。GSH-PX 同 CAT 相互间有着协同促进的作用。H_2O_2 的清除任务主要由 CAT 来担任，而分解 H_2O_2 的任务由 GSH-PX 来担任。例如，脑组织中虽然不存在 CAT，但是，GSH-PX 仍然可将生成的 H_2O_2 加以清除。

（二）抗氧化剂

（1）$^1O_2$ 能够被维生素 E 所淬灭，维生素 E 可以有效地成为 O_2^- 的清除剂，维生素 E 在体内主要体现为阻止体内的脂类过氧化，能够令脂类过氧化的相关链条被中止，避免让细胞膜受到损害。

（2）维生素 C 可以充当还原剂，若体内维生素 C 的浓度达到一定峰值后，便可成为清除剂，然后对自由基进行清除。若浓度降低，能够将 Fe^{3+} 还原成为 Fe^{2+}，H_2O_2 与 Fe^{2+} 相互作用可以生成 $OH\cdot$，对机体具有损害作用。尽管在维生素 E 的抗氧化过程中，维生素 C 并不产生作用，但是，它能够维持体内维生素的适当含量，因而将两者结合起来使用效果更好。

（3）尿酸与维生素 C 有着类似的作用，都能够发挥抗氧化剂的功能，能够成为 $OH\cdot$ 与 O_2 的清除剂，并且能够阻止脂类的过氧化。

（4）NADH 氧化酶以及 β- 胡萝卜素能够导致 CCl_3O_2 化学活性的丧失，还能够促成 R 向 RH 的转变，从而减轻自由基受到的损伤。

（三）其他

1. 一些非甾体抗炎剂

如吲哚美辛（消炎痛）、二氯苯胺乙酸钠、保泰松、苄达明、阿司匹林等，其抗炎机制虽然不是使炎症直接消失，但是，可以通过改变细胞膜的结构，抑制 NADPH 氧化酶的活性，来减少 O_2^- 的产生。

2. 皮质类固醇

皮质类固醇对治疗脑水肿有十分重要的作用。其主要的作用在过去被认为是能降低毛细血管的通透性，让细胞膜保持稳定，抵制细胞膜释放花生四烯酸，减少脑脊液的生成等。现在人们又认识到除以上作用外，类固醇的分子可以嵌入在磷脂双分子层疏水中间带的拱道中。在多价不饱和脂肪酸的双键和自由基之间起着保护和隔离的作用，从而避免和减轻自由基引发的脂质过氧化反应，使细胞膜的完整性得到保护，让脑水肿因此得到改善。大剂量皮质类固醇可抑制 PMN 释放自由基，从而减少对机体的损害，如给药太晚会导致治疗效果不佳。

3. 甘露醇

用于治疗脑水肿，除具有脱水作用外，还具有清除 $OH\cdot$ 自由基的作用。

4. 还原型谷胱甘肽（GSH）

GSH 是机体受到应激后，使细胞内产生调节代谢的物质，因此，GSH 增加，对康复有利。在感染性休克时，GSH 含量减少，是因为缺血缺氧使组织细胞内自由基增加，而抗氧化物质 GSH、维生素 C 等减少，GSH 减少，保护机制从而减弱。因此，自由基作用于细胞膜使其造成损害，用 GSH 治疗，可以帮助恢复心血管功能。

5. 别嘌醇

可以抑制黄嘌呤氧化酶，让自由基生成，脂质过氧化物也因此减少，使机体得以保护。用别嘌醇治疗，可抑制黄嘌呤氧化酶使嘌呤分解为尿酸。从而避免嘌呤的过多消耗，削减了 O_2^- 的生成。

6. 中成药

有些中成药可以清除自由基。据研究，一些传统的防衰老及延年益寿的中成药中有些具有清除自由基的作用。

（1）灵芝：是传统的防衰老中药，研究证明，灵芝提取液不仅可以直接清除 O_2^- 和 $OH\cdot$，还有间接地提高机体清除 O_2^- 和 $OH\cdot$ 的效果。

（2）清宫寿桃粉剂：由红参、天门冬、生地、当归、酸枣仁等药材组成，对 O_2^- 有很强的清除能力。其单味药的水提取液也有清除 $OH\cdot$ 的作用。

（3）补肾益脾方：作为强壮滋补的药物，由党参、白术、枸杞子、菟丝子、女贞子等组成，该复方具有明显的清除 O_2^- 和 $OH\cdot$ 的作用，也是传统的延年益寿抗衰老的中药。

第三节　再灌流损伤

在对心脏、脑急骤缺血，以及缺氧患者进行急救时，复苏是其中一种重要的急救措施。复苏的主要目的就是借助再灌注疗法，使重要脏器内部的血液再灌流，以此来保障各个脏器血容量的有效循环。脏器复苏成功的关键之处在于脏器的灌注压能否恢复到正常水平的20%—30%。但是，如果不能达到预期的目标，会对细胞造成损害，因此，再灌流是具有两面性的，有效的再灌流会使脏器复苏成功；无效的再灌流，会使细胞活性日益减弱直至死亡。

再灌流损伤 (RI) 指的是，人身体的某一部分和各个脏器在经过长时间的缺血、缺氧后，在之后又获得了氧气和血液的供给，导致产生连续的非缺血、缺氧性损害。因此，这种损害也被命名为"缺血－再灌流损伤"或者被称为"再灌流损伤"。

临床上 RI 作为常见的现象时常发生，比如在经历了心肺脑复苏后、体外循环恢复心肌再灌流后、休克复苏后等，缺氧、缺血的病症都会出现，当这些情况发生后如果再灌流恢复，不仅会造成细胞的损伤，同时也会导致脏器的损伤，以至于脏器衰竭，所以会表现出缺血损伤和缺血后再灌流损伤的特点。由于这些损伤并不是发生在人们缺血、缺氧的时期，而是在改善以后发生的，因此人们认为还有其他因素共同导致了组织细胞的损伤。过去通常认为组织供氧不足是造成损伤的主要原因，随着认识的不断加深，现在人们逐渐认识到共同造成这一病理现象的因素还有 RI 的发生与自由基的释放、炎性细胞的激活等原因。

缺血性损伤，是由于血量供给减少而导致的组织细胞的损伤。虽然这一过程较为缓慢，但是供血减少程度与造成的损伤程度息息相关，同时与组织氧合作用也有较大的联系。再灌流损伤，发生于缺血性损伤之后，各个组织恢复血液供给而造成的损伤，缺血时间和缺血程度对于再灌流损伤有着较大影响。再灌流损伤不仅会损害组织细胞，同时也会造成重要脏器的损害。

一、病理生理

（一）自由基

很多疾病的发生与自由基有着很大的联系。目前，对于自由基的研究是异常活跃的，经过研究得知，许多疾病的发生是自由基导致的。

自由基，具体是指外层轨道中有着未配对电子的原子、原子团，以及分子，所以又被称为游离基。其主要特点是活性强，不稳定性较高，能够存在的时间较短，如果与其他物质发生反应，普遍多为连锁式反应，会对身体造成连续性伤害，各个生物体内许多物质都是自由基的生产者，其中超氧阴离子自由基（O_2^-）和羟自由基（$OH\cdot$）是对人体危害较大的自由基。

O_2^-在酶促反应中，发生使氧单子还原的还原反应，当O_2^-与H_2O_2发生反应后，生成的是化学活性中最强的自由基，即$OH\cdot$自由基。它能与细胞膜的脂质、蛋白质等产生超氧化反应，让这些物质成为丧失原有功能的过氧化物。细胞膜和酶系统是最容易发生反应的组织结构，自由基作为具有极强活性的氧化剂，同时由于细胞膜上附着多种不饱和的脂肪酸，自由基会与其中的双键碳原子的电子发生反应，生成脂质过氧化物（LPO），使细胞膜的自由基在再灌流损伤所带来的反应中不断增强：①在缺血、缺氧时，部分组织已经受到了损害，对于自由基的清除系统也有着较大的影响，但是因为氧气供给不足，以至于无法生成自由基，所以自由基的数量也会减少，因而对于机体也不会造成严重的损害。②再灌流之后，血液供给恢复，组织获得氧和血液的灌注，血液循环得到改善，但是同时血液中也并没有清除自由基的物质形成，所以当再灌流发生后，氧气逐渐充足，这也为自由基的生成提供了养料。因此，自由基呈现爆发性的增长，使细胞的损害程度加大，这就是缺血、缺氧时期细胞损害程度较低，而再灌流后细胞出现严重损害的重要原因。③引发的连锁反应，自由基虽然不能长时间存在，但是由它引发的反应，会有新的自由基产生，结果导致一系列连锁反应的产生，不断损害身体机能。只有清除自由基，系统恢复正常，或者使用自由基灭能剂后，才能不对机体造成持续性损害。

自由基对于细胞的损害方式主要有四种：①自由基与细胞膜上的酶和受体出现共价结合，不仅改变了细胞膜上的成分，同时也影响了细胞活性。②和细胞膜的结构成分出现共价结合，改变了细胞膜的结构、原有功能以及抗原特异性。③借助共价结合，将羟基氧化，或者调整未饱和脂肪酸与蛋白质的比例，进而影响身体机能的正常运转。④使未饱和脂肪酸过氧化，产生对细胞膜有着不利影响的丙二醛（MDA），不仅加大了膜间空隙，提高了膜通透性，以至于细胞损害也不断加深。

（二）炎性细胞被激活，炎症介质释放

缺血再灌注后，人体内部的炎性细胞被激活，例如，白细胞、内质细胞，以及巨噬细胞等炎性细胞，还会产生大量的炎症介质，使全身爆发炎症反应的同时也会造成远隔部位的组织损伤。血小板激活因子（PAF）、肿瘤坏死因子（TNF）等都属于炎症介质，它们在再灌流损伤中发挥着至关重要的作用，比如，血小板激活因子（PAF）能够加快血小板、白细胞的聚集激活作用；肿瘤坏死因子（TNF）则能提高白细胞的活性，导致炎症介质的释放。

（三）钙通道开放、钙内流

钙离子主要存在于细胞外，钙在细胞内与细胞外的浓度差很大，约 $1:10\,000$，当细胞遭受损伤后，细胞跨膜电位差下降，以致 Na^+、K^+、Ca^{2+} 泵功能障碍，使 Na^+ 进入细胞内，K^+ 逸出细胞外，Ca^{2+} 的通道也被打开，Ca^{2+} 的动力主要来源于细胞内外的巨大浓度差，导致钙离子大量进入细胞内，Ca^{2+} 含量显著增加，超过了正常水平 200 倍以上。

因为钙含量过多，对蛋白质脂肪造成了破坏；提高了磷酸酯酶 A_2 的活性；游离脂肪酸（FFA_3）大量生成；线粒体功能减弱；细胞膜损害程度加大。因此，学界普遍认为钙离子内流是由再灌流后引发的其他反应而造成的，也是造成细胞不可逆性死亡的最终途径。

花生四烯酸（AA）是环氧化酶和脂质过氧化酶的底物，缺血时能代谢成为前列腺素（PG）和前列腺环素（PGI_2）。Ca^{2+} 内流可激活磷酸酯酶 A_2，使细胞内 AA 增加，通过再灌流产生一系列有细胞毒性的产物。AA 能产生血栓素 A（TXA）、自由基、白细胞三烯（LT）2 2 等，使细胞结构破坏，血管通透性增高，促使缺血后供血更趋恶化。完全缺血时 AA 代谢中断，不完全缺血时 AA 可加剧 TXA_2 产生，故不完全缺血时比完全缺血时更有害。

Ca^{2+} 拮抗剂能阻止 Ca^{2+} 流入细胞和线粒体内，可解除小动脉痉挛，扩张全身小动脉，改善微循环，可抑制血小板凝集，降低血液黏度，从而对细胞起保护作用。

二、临床

临床实践中经常遇到有些危重患者经抢救一度好转后，又陷入垂危状态，此与RI 密切有关。如休克、心肺脑复苏、脏器移植、断肢再植、心肌梗死血栓溶解后等，均可出现此综合征。

（一）心肌再灌流损伤

在抢救心肌缺血、缺氧时，再灌流疗法作为有效的医疗措施发挥着至关重要的作用，心肌损伤加重的现象，发生在心肌梗死患者血管痉挛缓解或解除后；血栓溶解后和心外科手术患者血液恢复灌流后时有发生，普遍为心律不齐，但是，也有个别严重病例出现心室颤动而导致猝死。因此，临床研究对于心脏再灌流损伤的问题给予了高度重视。更有研究人员在动物实验中发现：相对于再灌流后出现持续冠状动脉结扎组的概率为18.2%，心律失常在再灌流以后发生的概率高达80%，远高于持续冠状动脉结扎组（18.2%）的概率，并且由缺血、缺氧所致的心肌损害程度，也远低于心肌再灌流后所造成的损害程度。

也有学者的相关报告指出：心肌缺血持续时间过长，会对心肌造成不可逆性的损伤，即便血液再灌注，心肌也不会产生任何反应。经过实验研究表明，缺血一小时后，借助血液再灌注能够降低梗死概率，但是，缺血一旦超过三个小时，血液再灌注也不会再有明显的作用。这也就表明，缺血过久会对心肌造成不可逆性的损伤，同时，为了进一步研究其发生原因，研究人员对于出现心肌再灌流损伤的动物给予相应的药物治疗，结果发现超氧化物歧化酶（SOD）对于治疗心肌损伤是有效的治疗药物，它不仅能减弱心室颤动，降低室性心动过速的发生概率，同时致死率也会相应降低。

SOD 不仅能清除氧自由基，而且能进一步起到保护心脏不受 RI 侵扰的作用，因而得知氧自由基与心肌再灌流损伤之间有着较大的联系。

（二）脑再灌流损伤

当脑部循环停止后且不借助脑灌流的情况下，1h 左右为脑组织均匀性自溶的时间，如果 5min 以后进行再灌流则会出现脂质过氧化和脑组织坏死，因而可以确保脑再灌流的真实性，所以当脑循环突然停止 5min 以后，复苏的成功率会大大减弱。复苏的成功率也与血流量多少有着极大的联系。假设血流量能够有正常血流量的 20%以上，复苏的成功可能性会大大提高。

脑水肿，是急性脑缺血、缺氧经过再灌注后所产生的病理表现，进一步会引起脑部肿胀以及颅内高压，个别严重病例甚至会引发脑疝导致死亡。脑部水肿分为三大类型：①血管源性，因为脑部毛细血管的间隙加大，通透性不断增加，血浆蛋白和水分进入到脑部而导致脑水肿；②细胞毒性，由于脑部缺血、缺氧，出现泵功能失调的现象，导致细胞内 Na^+、Ca^{2+} 等滞留于细胞内，脑细胞不断肿胀，从而导致脑部水肿；③混合性，这是上述两种情况的混合存在，患者兼具细胞毒性和血管源性水肿，初始为脑细胞毒性水肿，假如缺血缺氧持续时间过长，那么脑血管内皮细胞受到的损害大大增加，膜通透性上升，导致血管源性水肿出现。脑部经过再灌流后，会先出现一段过程性的高灌流期，脑部由于受到自由基而造成损伤，以致于血管内皮细胞肿胀，脑部血液供给大大减少，血液灌流减弱，脑部血液循环进入低灌流期，不仅使脑部细胞受到缺血、缺氧损害的程度大大增强，同时也导致不可逆性损伤。

脑部组织缺血、缺氧 5min 后，再灌流所导致的脑部损伤主要有两种：第一种是钙通道的开放；第二种是钙内流和自由基对细胞膜的脂质过氧化。进入细胞内的钙浓度明显增加，进一步激活磷酸酯酶 A_2，膜内的磷脂成分出现溶解，导致细胞膜结构和功能的逐步瓦解，同时分解出的游离脂肪酸不仅减弱了线粒体的功能，同时对于脑水肿也有不利影响。

（三）肺再灌流损伤

经学者临床研究表明，相对于健康参照组，肺炎患者血清中 LPO 含量明显过高，同时，LPO 增高的程度越大，病情及脏器损害程度也会越严重，换句话说，病情越严重、脏器损害严重的患者，其血清中 LPO 的浓度也越高。因此，LPO 是病情反映和估测预后情况的重要指标，这也进一步说明肺部损伤与自由基有着很大的联系。

肺部经过再灌流后，会导致休克肺和肺水肿的出现，初始会对肺血管内皮细胞造成损害。同时，当中性粒细胞被过氧毒素 C5a 和花生四烯酸代谢产物被激活后，大量自由基生成，对肺部内皮细胞造成进一步损害，肺部血管通透性增强，导致肺水肿。经相关实验研究表明，因油酸而导致的肺水肿、ARDS，在肺部灌流时，灌流液中 SOD 会下降，而 MDA 则出现上升，因此，一旦吸入纯氧的时间过长会导致肺上皮细胞肿胀，这些研究结果都可以证实，肺部损伤与自由基有着紧密的联系。

（四）血管再灌流损伤

血管内皮细胞中含有较多的黄嘌呤氧化酶，再灌流恢复供氧后，黄嘌呤氧化酶以基态氧作为电子供体，水解一分子次黄嘌呤，就产生一分子 O_2^-，所以再灌流时血管内皮细胞首先遭受自由基的损害，继而延及附近的组织细胞损伤。

三、治疗

实验研究及临床观察到 RI 的发生与缺血、缺氧时间的长短有关，缺血、缺氧时间过短（＜ 2min）或过长（＞ 10min）均不发生 RI。因此，治疗也要相应地掌握适当的时机。

综合防治再灌流损伤的治疗措施，主要包括以下几个方面：①应用氧自由基及活性氧的灭活剂，如 SOD、过氧化氢酶（CAT）等；②应用抗氧化剂以对抗活性氧的氧化作用，如维生素 E、维生素 C、还原型谷胱甘肽等；③抑制嘌呤氧化酶的药物，以对抗自由基的产生，如别嘌醇、叶酸等；④阻断细胞膜上 Ca^{2+} 通道的药物，如钙拮抗剂维拉帕米、硝苯地平、地尔硫草等；⑤降低灌流液的温度及灌流液的压力。

（一）抗自由基的药物

抗氧化剂在康复的初期使用具有避免组织损伤的特殊功效，临床中常用的抗脂质过氧化药物除了过氧化氢酶（CAT）、过氧化物酶（POD）以外，还有 SOD、谷胱甘肽还原酶（GSSG–R），以及谷胱甘肽过氧化物酶（GSH–PX），这些传统的药物都有着清除自由基的功效。

1.SOD

这是OH·的专一清除剂，能清除各种来源的OH·，在细胞内促使O转化为H_2O和O_2，及时地清除了OH·，也就减少了OH·的产生。

2.CAT

不直接清除自由基，而是 H_2O_2 灭能的酶，能使 H_2O_2 转化为 H_2O，而不产生OH·，故 SOD 与 CAT 两者联用效果更好。

3.POD

能催化 H_2O_2 转化为 H_2O 和 O_2，是清除 H_2O_2 的酶，但在酸性环境中效价较低。

4.GSH–PX

这是一种氧化酶，其中含有活性成分硒，谷胱甘肽的浓度高低直接决定了氧化酶的活性度，浓度高则会减少细胞的氧化损伤，浓度越低则会起到相反的作用。

5. 维生素 E、维生素 C

它们都是抗氧化剂，能消灭自由基。其中维生素 E 有着自由基还原和防止脂质过氧化的作用，并且能够很好地保护细胞膜不受损害，特别是在心肺手术中，由于血液中的 H_2O_2 含量升高，同时维生素 E 含量下降，因此此时要增加维生素 E 的补给量，借此保护机体。维生素 C 在抑制炎性细胞释放超氧阴离子方面有着很好的功效，并且它能够显著提高 GSH-PX 的活性，同时还能够清除细胞内外的自由基，在防止脂质过氧化的方面，维生素 C 和维生素 E 都有着一定的功效，并且二者还能相互作用。

6. 别嘌醇

可以对黄嘌呤化酶产生抑制作用，能够减少黄嘌呤化酶的生成数量，减轻患者心肌的损伤程度，对心肌具有保护作用，能够纠正心律失常。此药物需在再灌流之前使用，否则难以达到预期的效果。

7. 甘露醇、二甲亚砜（DMSO）

两者均有清除 OH· 的作用。

8. 皮质类固醇

常用的药物为泼尼松，该药物能够对再灌流损伤产生作用，具体表现在：一是恢复 ATP 酶；二是促进细胞膜的稳定；三是令细胞膜的 Na^+、K^+、Ca^{2+} 泵得到恢复；四是令脂质的过氧化程度得到减轻；五是令毛细血管的通透程度有所减轻；六是对细胞膜释放 AA 的过程产生抑制作用。

（二）钙拮抗剂

钙拮抗剂的适应证包括：对心、肺、脑加以复苏时；需要改善患者的微循环时；解除患者因为缺血而引起的血管痉挛时；需要减低线粒体内钙的负荷时。该药物能够用于治疗心律失常、心绞痛，并对缺血心肌具有保护作用。钙拮抗剂能够对细胞膜中的钙通道产生作用，阻止或减缓钙离子向细胞内的转移速度和数量。细胞膜上不仅有钙的通道，也有钠的专用通道。若处于静息的状态，钙的转移通道会自动关闭，钙就很难进入细胞内。

钙拮抗剂能够对 Ca^{2+} 的内流产生抑制作用，同时对血管平滑肌和心肌的收缩力产生抑制功效，促进血管的扩张，降低血压。该药物常被用于治疗心血管疾病，能够保护缺血性的心肌，还能有效防止心搏骤停。临床上常用的拮抗剂主要有硝苯地平、戈洛帕米、双环己呱啶、维拉帕米等。硝苯地平能够令缺血心肌的血流量得到增加，令 Ca^{2+} 的内流有所减少，减轻再灌流之后细胞受到的损害。维拉帕米有较强的抗心律失常的作用，对异位心律以及心动过速有明显的治疗效果。

（三）对心肺脑复苏时使用钙剂的看法

钙离子能够促进心肌的收缩力，并且对心肌的自律性有明显的提高作用。因此，以往在对患者进行心、肺、脑复苏时，经常会用到钙剂，目的是对心肌的功能起到明显的改善作用。但目前临床上普遍认为钙离子有可能造成患者的心肌缺血，对心绞痛有加重作用，甚至会引起患者的猝死。有研究认为，若为患者进行静脉注射 5mL 的 10% 氯化钙，则会使其血钙处于危险状态，有研究人员在动物身上进行过实验，两组实验用狗都处于心搏停止的状态，给其中一组的 11 只狗注射肾上腺素，该组的 11 只狗全部成功达成心脏复苏；给另一组的 10 只狗注射肾上腺素加氯化钙 20mg/kg，最终只有 7 只狗实现心脏复苏，并且，这 7 只狗都出现了心脏功能障碍。

这些实验结果提示我们，应当谨慎使用钙剂。但面对特殊的患者，比如其本身血钙含量已经处于较低水平，或者因低钙产生抽搐的患者，依然可以使用钙剂。

（四）对应用静脉注射过氧化氢的评价

过去临床上经常会给垂危的患者通过静脉注射过氧化氢，将其作为给氧的抢救措施，但后来通过实验发现，通过静脉为患者注射过氧化氢，其体内的 SaO_2 和 PaO_2 并不会有明显升高，相反还会增加高铁血红蛋白的含量，增加血浆中的 LPO。由此可以看出，H_2O_2 不但无法为机体提供所需的氧，而且还会严重损伤红细胞膜的脂质，令血红蛋白的氧化过程受到破坏，所以，通过静脉为患者注射 H_2O_2 无任何治疗价值，而且还会对机体造成损害，因而不建议使用。

（五）对心肌RI的防治

心肌 RI 是临床上的多发病，并且会伴有心律失常的症状，因此，需要积极加以防治。正是因为心肌血与心肌供氧之间的供需失衡，才会导致因缺血引发的心脏病变。

1. 保护心肌

尽量减少心肌耗氧量，供给必要的能量，缩短心肌缺血的时间，减轻心肌损害。

（1）降低氧和能量的要求：减轻心脏的负担，可用血管扩张药物，适当降低心肌收缩力和心率等措施。

（2）减轻心肌的损害：可用肾上腺皮质激素，以维持细胞膜的稳定性，防止水肿发生或促使水肿消退；以及阻滞 Ca^{2+} 内流；纠正酸中毒等。

2. 应用抗自由基药物（方法同上）

参考文献

[1] 陈自励 . 新生儿窒息和多脏器损伤诊疗进展 [M]. 北京：人民卫生出版社，2014.

[2] 陈大鹏，母得志 . 儿童呼吸治疗学 [M]. 北京：学苑出版社，2014.

[3] 吴升华 . 儿科治疗指南 [M]. 南京：江苏科学技术出版社，2012.

[4] 徐发林 . 新生儿重症医学 [M]. 郑州：郑州大学出版社，2014.

[5] 黄绍良，陈纯，周敦华 . 实用小儿血液病学 [M]. 北京：人民卫生出版社，2014.

[6] 赵祥文，肖政辉 . 儿科急诊医学手册 [M]. 北京：人民卫生出版社，2015.

[7] 王乾，胡蔚，代文琼 . 新生儿危重症诊疗处置 [M]. 北京：人民军医出版社，2014.

[8] 胡亚美 . 诸福棠实用儿科学（上）[M]. 第 8 版 . 北京：人民卫生出版社，2015.

[9] 张桂玲 . 儿科急症急救与常见病治疗 [M]. 长春：吉林科学技术出版社，2014.

[10] 赵祥文，肖政辉 . 儿科急诊医学手册 [M]. 北京：人民卫生出版社，2015.

[11] 毛定安，易著文 . 儿科诊疗精粹 [M]. 北京：人民卫生出版社，2015.